SUPER SONO

Caro(a) leitor(a),

Queremos saber sua opinião sobre nossos livros.
Após a leitura, siga-nos no linkedin.com/company/editora-gente,
no TikTok @editoragente e no Instagram @editoragente
e visite-nos no site www.editoragente.com.br.
Cadastre-se e contribua com sugestões, críticas ou elogios.

DR. GLEISON GUIMARÃES

SUPER SONO

POR QUE DORMIR MAL
ESTÁ ATRAPALHANDO
TODAS AS ÁREAS DA SUA VIDA
E COMO RESOLVER ISSO

Diretora
Rosely Boschini

Gerente Editorial Sênior
Rosângela de Araujo Pinheiro Barbosa

Editora Júnior
Rafaella Carrilho

Assistente Editorial
Fernanda Costa

Produção Gráfica
Fábio Esteves

Preparação
Ana Paula Rezende

Capa
Vanessa Lima

Projeto Gráfico e Diagramação
Gisele Baptista de Oliveira

Revisão
Vero Verbo Serv. Editoriais

Impressão
Edições Loyola

Copyright © 2023 by Gleison Guimarães
Todos os direitos desta edição
são reservados à Editora Gente.
Rua Natingui, 379 – Vila Madalena
São Paulo, SP – CEP 05443-000
Telefone: (11) 3670-2500
Site: www.editoragente.com.br
E-mail: gente@editoragente.com.br

Dados Internacionais de Catalogação na Publicação (CIP)
Angélica Ilacqua CRB-8/7057

Guimarães, Gleison
    Supersono : por que dormir mal está atrapalhando todas
as áreas da sua vida – e como resolver isso / Gleison
Guimarães. - São Paulo : Editora Gente, 2023.
    256 p.

ISBN 978-65-5544-355-4

1. Distúrbios do sono 2. Desenvolvimento pessoal I. Título

23-3803	CDD 616.8498

Índices para catálogo sistemático:
1. Distúrbios do sono

NOTA DA
PUBLISHER

Cada vez mais presente quando o assunto é saúde, o sono tem valor inquestionável. Ainda assim, ocupando mais de um terço de nossas vidas, a qualidade do sono dos brasileiros tem caído cada vez mais. A verdade é que nós estamos dormindo mal e todos os dias lidamos com as consequências disso.

Você mesmo talvez já tenha passado noites em claro por causa da insônia; ou, mesmo dormindo a noite toda, quando acorda, sente que não descansou. Um sono ruim, que não é reparador, não traz só exaustão mental, irritabilidade e dificuldade de concentração; a longo prazo, quem dorme mal pode enfrentar sérios problemas de saúde.

A notícia boa, no entanto, é que lidar com os desafios do sono não precisa ser tão difícil quanto parece. Em *Supersono*, o especialista em Medicina do Sono dr. Gleison Guimarães traz uma abordagem baseada nas pesquisas científicas mais atuais e relevantes para mostrar como podemos ressignificar e reprogramar o sono. Não se trata apenas de um guia teórico, mas de um convite para a ação. Aqui, você aprenderá, com um médico conceituado, estudioso e, acima de tudo, que se importa com seus pacientes, a aplicar as técnicas e treinar habilidades necessárias para transformar sua rotina e alcançar um sono restaurador.

Espero que a metodologia deste médico querido, por quem tenho profunda admiração, ajude você a encontrar no caminho da transformação o sono reparador que tanto merece. Não tenha medo de riscar, rabiscar e anotar nas páginas a seguir: elas foram feitas para guiá-lo nesta busca por uma vida melhor. Boa leitura e bons sonhos!

ROSELY BOSCHINI
CEO & Publisher da Editora Gente

DEDICO ESTE LIVRO AO MEUS PAIS, MEUS EXEMPLOS MAIORES PARA QUE PUDESSE CONSTRUIR EXATAMENTE A BASE DE TUDO QUE SOU. DEVO-LHES A VIDA E, SOMENTE POR ISSO, JÁ SERIA GRATO. AOS MEUS PROFESSORES, TODOS, MAS PRINCIPALMENTE AOS QUE ME REVELARAM A IMPORTÂNCIA DO SONO, O GRUPO DA PSICOBIOLOGIA DA UNIFESP. E AOS MEUS PACIENTES, QUE ME CONFIAM HISTÓRIAS NUNCA DITAS, MOMENTOS DE FRAGILIDADE, PEDIDOS DE AJUDA E COMPARTILHAM ALEGRIAS E TRISTEZAS COMIGO. VOCÊS APERFEIÇOAM A FORMA EM QUE ME PERCEBO, QUE ENTENDO AS PESSOAS E SUAS PARTICULARIDADES, SUAS EXPRESSÕES, ENTRELINHAS, E ME INSPIRAM DIARIAMENTE.

AGRADECIMENTOS

A MEMÓRIA DO MEU CORAÇÃO ME LEMBRA de que eu não conseguiria escrever esta obra sozinho.

Agradeço ao meu saudoso pai, por me chamar atenção para o problema do sono, e a minha mãe, por ser minha bússola, alívio e sustentação. Agradeço, também, a toda minha ancestralidade, os que vieram antes de mim, tenho parte deles e serei sempre grato por isso.

À Michele Monteiro, o amor da minha vida, minha melhor companhia, sou eternamente grato por cada momento, por compartilhar esta deliciosa jornada com você.

Aos meus filhos, Arthur e Nicole, que me lembram todos os dias do amor mais puro, genuíno e do quanto me abastecem com o estar junto. Somos mais fortes assim.

A Samuel Pereira e a Rosely Boschini, sem vocês, eu não estaria aqui.

A minha editora, Rafaella Carrilho, com você foi muito mais fácil.

Este livro fala sobre o sono, e agradeço a todos que partilharam valores e conhecimento comigo e a minha equipe, que divide, apoia e organiza os meus dias, para que minhas noites sejam muito melhores.

A minha maior gratidão a Deus, por estar e ser este presente que é a vida.

SUMÁRIO

12
APRESENTAÇÃO

15
PREFÁCIO

18
INTRODUÇÃO

25
CAPÍTULO 1
DE NOITE,
ACORDADO.
DE DIA,
COM SONO

45
CAPÍTULO 2
SONO NÃO
É LUXO, É
NECESSIDADE
BIOLÓGICA
INEGOCIÁVEL

59
CAPÍTULO 3
O SONO DOS
SEUS SONHOS
É POSSÍVEL

69
CAPÍTULO 4
COLOCANDO
OS LADRÕES
DO SONO
MAIS COMUNS
NA PAREDE

101
CAPÍTULO 5
COLOCANDO
OS LADRÕES
DO SONO
MENOS COMUNS
NA PAREDE

121
CAPÍTULO 6
O SONO É
SEU MAIOR
SUPERPODER:
ESTRATÉGIAS
PODEROSAS
PARA
TRANSFORMAR
SUA VIDA

173

CAPÍTULO 7
A TECNOLOGIA NEM SEMPRE ATRAPALHA: COMO MONITORAR SEU SONO

185

CAPÍTULO 8
QUANDO O COCHILO É BEM-VINDO

197

CAPÍTULO 9
AS *SLEEP SKILLS* PÓS-SONO

221

CAPÍTULO 10
BUSQUE AJUDA: QUANDO VOCÊ NÃO CONSEGUE RESOLVER SOZINHO O SEU PROBLEMA

233

CAPÍTULO 11
TER UMA NOITE TRANQUILA É AUTOCUIDADO

239

CAPÍTULO 12
QUEM DORME BEM SONHA MAIS

247

NOTAS DE FIM

APRESENTAÇÃO

COM GRANDE PRAZER, ACEITEI O CONVITE para escrever sobre o Gleison Guimarães, por quem tenho grande amizade e admiração.

Aos 5 anos, ele parecia já ter um projeto de vida bem definido: ser médico e constituir a sua família. Na busca por seus objetivos, aos 16 anos, prestou vestibular para medicina em 1992 e passou para a faculdade de Campos dos Goytacazes, próximo de casa. Nesse período, era chamado de "rato de hospital", tal sua dedicação diuturna e busca pelo conhecimento.

Como os profissionais talhados para a prática médica, entusiasmou-se com todas as especialidades que praticava em sua formação, mas escolheu a pneumologia. O ato de respirar teve para ele o simbolismo de inalar a vida, uma bênção para quem gosta de cuidar de pessoas. Acreditou que nessa especialidade teria esse privilégio de oferecer a seus pacientes a "vida penetrando em seus pulmões".

Como contará no livro, percebeu que o sono de seu pai não era tranquilo, com roncos intensos e sonolência incomum durante o dia. Surgiu daí seu interesse pelas possíveis doenças do sono, o que mais tarde se tornou uma das áreas de atuação da pneumologia.

Na época em que ele cursou a residência médica, eu ocupava a chefia do Serviço de Pneumologia do Hospital Clementino Fraga Filho da Universidade Federal do Rio de Janeiro (UFRJ), e desde cedo ficou claro para mim a capacidade do Gleison de dedicar-se a seus objetivos, de participar com entusiasmo do programa de residência e

APRESENTAÇÃO

seu fácil trato com os colegas e professores. O chefe da residência médica falava que ele mais parecia um diplomata; era o negociador.

Ao terminar a residência, com louvor, decidiu voltar para sua terra natal. Minha impressão é que possuía uma dívida de gratidão com a cidade, e a necessidade, mais uma vez, de estar perto de seus familiares.

Em 2006, ano decisivo para sua atual atividade profissional, fez sua pós-graduação em Medicina do Sono na Universidade Federal de São Paulo (UNIFESP), campo pelo qual se interessava desde muito jovem, devido aos distúrbios do sono de seu pai.

Em 2007, já um respeitado especialista em Medicina do Sono foi convidado para desenvolver alguns trabalhos na Unidade de Pesquisa Clínica em Pneumologia do Instituto de Doenças do Tórax (IDT). Contribuiu muito para sua transferência para o Fundão o professor Alexandre Pinto Cardoso, à época diretor do Hospital Universitário da UFRJ. Esse período no IDT-UFRJ foi muito produtivo. Desenvolveu seu mestrado e montou o laboratório do sono do hospital universitário. Lá, ele desenvolveu pesquisas clínicas relacionando a hipertensão arterial resistente à apneia obstrutiva do sono, o que, mais tarde, resultou em sua dissertação de mestrado em 2015.

Naquela mesma época, tive o prazer de convidá-lo para estruturar e coordenar o Laboratório de Doenças do Sono da Casa de Saúde São José no Rio de Janeiro, atividade que exerceu com brilhantismo. Foi o período em que pude conhecer um pouco mais o Gleison, meu ex-residente, mas, a essa altura, um profissional gabaritado que poderia fazer parte da minha equipe clínica. Trabalhamos juntos por pouco mais de dois anos, e seu retorno para Macaé ocorreu depois que a esposa, Michele, engravidou do Arthur, e decidiram seguir profissionalmente naquela cidade.

Em 2012, foi escolhido para coordenar o Departamento de Distúrbios do Sono da Sociedade Brasileira de Pneumologia e Tisiologia (SBPT) no biênio 2013-2014. Concomitantemente, realizou um grande sonho que considera uma de suas maiores realizações: foi aprovado em concurso para exercer cargo de professor assistente do curso de medicina da Universidade Federal do Rio de Janeiro, no campus de Macaé. Dedicou-se à atividade desde os primórdios da instalação do programa, ministrando os cursos de Pneumologia e Semiologia Médica, sendo também preceptor de residência médica de Clínica e de Pediatria.

A recente pandemia de Covid-19 foi mais um desafio pessoal e profissional para Gleison como médico, pai e ser humano. O período trouxe para ele, assim como para todos nós, a sensação de vulnerabilidade, e como diz Gleison, "somos um sopro". Mas, em vez de enfraquecer a sua determinação, reforçou-a através da fé, da religiosidade, da perseverança, do amor à família, especialmente o amor a Michele; aos filhos, Arthur e Nicole, e à sua mãe, que sempre foi seu porto seguro.

O livro *Supersono* é o exemplo dessa determinação, a busca do novo, da realização de objetivos e sonhos, e porque não dizer a busca consistente da realização do sucesso merecido, da sua felicidade e de todos em seu entorno. Como diz o poeta cubano José Martí, citado pelo próprio Gleison: "Plantar uma árvore, ter um filho e escrever um livro são três coisas que deve-se fazer durante a vida". Eis o livro que faltava. Sua leitura será certamente imperdível, mas ele não vai parar aí. Vai seguir em frente com sua curiosidade, amando e servindo ao próximo com sua fé e com seu amor aos amigos e à família.

Que assim seja!

PROF. CARLOS ALBERTO DE BARROS FRANCO
é membro titular da Academia Nacional de Medicina, Mestre em Tisiologia e Pneumologia pela UFRJ e atuou como professor da Faculdade de Medicina da UFRJ de 1975 a 2006.

PREFÁCIO

"HOJE, O MEU DIA NÃO FOI DOS MELHORES. A produtividade foi péssima. Não deu tempo de fazer tudo o que eu precisava."

Quantas vezes não ouço isso? É normal, aliás, e não é condenável. É algo com que temos de aprender a lidar como líderes e gestores, porque, em uma equipe de dez, vinte, trinta, quarenta pessoas, há vidas, rotinas, problemas, soluções e condições distintas.

O ponto é que, muitas vezes, é fácil desvendar o mistério. Normalmente, após menos de um minuto de conversa, saio com o diagnóstico e, melhor, um capaz de ajudar para que o problema aconteça com menos frequência ou até mesmo deixe de acontecer.

As pessoas dormem mal. Invariavelmente, não fazem o necessário para ter uma boa e reparadora noite de sono. Algo que não se traduz apenas em boa produtividade no dia a dia de trabalho, mas, principalmente, em prejuízo à saúde.

Acontece que não é fácil colocar na cabeça das pessoas, de primeira, que ela tem de começar a cuidar da próxima noite de sono no exato momento em que acorda. Sim, todas as suas atitudes a partir do primeiro minuto em que acorda vão contar para definir se a próxima noite de sono terá qualidade ou não.

E não sou eu quem está dizendo isso. Não é porque durmo bem, na minha avaliação e na dos especialistas com quem me consulto, que quero única e simplesmente transferir a minha experiência aos demais. Até porque procuro fazer o que a medicina e a neurociência recomendam para isso.

SUPERSONO

Neste livro, o doutor Gleison Guimarães vai destrinchar o assunto para você. Explicar detalhadamente todo o processo e, mais importante, dar as informações necessárias para que, com o conteúdo correto, possa tomar melhores decisões.

Quando mencionei que se deve começar a cuidar da próxima noite de sono assim que acorda, eu me referi a absolutamente todos os aspectos que influenciam o seu dia. Já ouviu falar em ciclo circadiano?

Por definição, "circa" significa "em torno", e "diano", dia. Ou seja, circadiano seria algo como "em torno do seu dia". Resumindo, o ciclo circadiano é o conjunto de coisas que acontecem ao longo do seu dia. As ações e condições às quais você está exposto. Muitas delas dependem exclusivamente das suas tomadas de decisões. Outras, não. Mas o ponto é que você pode controlar a imensa maioria.

Uma coisa simples, e nem vou entrar em todos os detalhes, é a exposição à luz solar. Não me refiro simplesmente a tomar sol para ativar a vitamina D ou pegar aquele bronzeado. Mas você sabia que a neurociência recomenda que você tenha contato com a luz solar todos os dias por cerca de trinta a quarenta minutos depois de acordar? Isso significa, se puder, fazer uma leve caminhada todos os dias olhando para os raios de sol, deixando que eles entrem na sua pupila.

Não vale olhar pela janela ou de dentro do carro enquanto vai trabalhar. O ponto é permitir que a luminosidade solar invada os seus olhos. Isso, ainda segundo a neurociência, ativa a produção de dopamina, um neurotransmissor que será responsável pelo seu foco e atenção ao longo do dia. E, ao ser estimulada ainda pela manhã, vai regular o seu ciclo circadiano de maneira que o corpo fique ativado ao longo do dia, e ainda entre em estado de preparação para o repouso no fim dele.

A medicina comprova o benefício que esse neurotransmissor traz para a sua produtividade e, quando combinado com outras ações, também impacta a qualidade do seu sono. Lembre-se: é uma das primeiras coisas que você, se conseguir (e deveria se esforçar para isso), precisaria fazer assim que acordar.

Da mesma maneira, a neurociência trabalha muitas outras coisas. O consumo de cafeína, por exemplo, os efeitos que essa substância causa no corpo. Todo mundo cresceu ouvindo que não dá

PREFÁCIO

para tomar aquele cafezinho logo antes de dormir, mas você ficaria surpreso de saber que deveria parar de consumir cafeína bem mais cedo, por volta das 14 horas, todos os dias?

Pois é. Ela fica zanzando pelo seu organismo durante horas e horas, e aquela dose por volta das dezessete horas, aliada a outras coisas, pode ajudar a dinamitar aquela noite de sono de que você tanto precisa para se recuperar da anterior, mal dormida (aliás, essa recuperação nem é tão imediata assim, mas o doutor Gleison vai lhe contar mais nas próximas páginas).

E assim a coisa caminha com tantos outros pontos que não cabem ser citados neste prefácio, e que serão muito bem explicados em *Supersono*.

O ponto é que dormir bem depende de você e dos hábitos que você escolhe (veja bem, que você ESCOLHE) para o seu dia a dia. Comer bem, fazer atividade física regularmente, hidratar-se da maneira correta. Tentar entender um pouco melhor um assunto que tem impacto direto na sua saúde e na sua qualidade de vida. Um que dita não apenas a produtividade no trabalho, mas, principalmente, a disposição que você terá quando estiver com a sua família, com os seus amigos e fazendo o que gosta.

Por isso, para ter bons sonhos, entenda como deve construí-los.

Boa leitura!

GUSTAVO BORGES *é empresário, nadador e medalhista olímpico. Autor do livro Prepara... vai! 7 competências para resultados duradouros no seu negócio.*

INTRODUÇÃO

ESTE LIVRO APRESENTA O QUE FAÇO DIAriamente em minha prática de conversas longas e boas com cada pessoa no consultório, moldado pelas descobertas das últimas décadas em Medicina do Sono e do estilo de vida. Mas tudo começou lá atrás e tem um culpado. Vocês serão os primeiros a saber!

A cada disciplina que cumpria durante o curso médico, desejava ser especialista naquela área. Ao ingressar na graduação, o desejo era ser pediatra, assim como meu grande exemplo, o meu pediatra, dr. Newton José, interesse depois reforçado nas práticas no berçário e na puericultura. No entanto, quando aprendi a fazer partos, tive vontade de ser obstetra; já no advento da aids e das infecções, virei infectologista; cardiologia foi meu foco por algum tempo, assim como intensivista em meus plantões na UTI; depois, nefrologia; mais para o final do curso, eu me dediquei a tratar das doenças respiratórias, cuidar dessa bênção que é o respirar bem, e então a pneumologia se integrou à minha vida e virou prioridade.

Meus pais fumavam desde que eu me entendo por gente e aquilo sempre me incomodou bastante, mas nada me trazia mais desconforto do que o sono agitado e intranquilo do meu pai. Disso posso falar com propriedade por quase sempre esperá-lo dormir. Não era um sono de má qualidade apenas quando ele consumia álcool, porque, mesmo em noites que poderia chamar de normais para mim, as dele não eram nem um pouco.

Ele roncava muito, e era nítido o esforço que fazia para respirar enquanto dormia e, mesmo durante o dia,

INTRODUÇÃO

nas obrigatórias sonecas da tarde, eu percebia que ele também mexia os dedos dos pés de maneira rítmica, como se tivesse o objetivo de se ninar e conseguir dormir. Eu ficava intrigado com aquilo. O sono do meu pai era um desafio para mim. Sabe quando a gente busca estratégias para tentar ajudar uma pessoa ou justificar suas atitudes e seus hábitos? Eu entendia que poderia ser um caminho.

Um destino comum de nossas férias era a cidade de Boa Esperança, ao sul de Minas Gerais, que minha avó escolheu para voltar a viver depois de ter passado um tempo grande em Macaé, interior do Rio, minha terra natal. Em uma das tardes, quando o movimento e o tempo passavam mais devagar, depois de uma bela macarronada com linguiça artesanal mineira que só a minha avó sabia fazer e um pavê de amendoim que até hoje me faz salivar, presenciei meu pai deitado no sofá de couro escuro na casa da minha avó e um ronco que invadia a sala de jantar. Ele cochilava meio sentado na sala de TV e a intensidade do ronco me assustava. Perguntei à minha avó se aquilo era normal. Ela me respondeu: "Sim, ele ronca porque dorme bem!". A sensação dela era de que o ronco o permitia descansar. A minha impressão era a inversa, de que o ronco conferia uma qualidade de sono muito ruim e um esforço respiratório grande que já àquela época, bem antes de entrar na faculdade, gerava em mim uma preocupação de que respirar daquela forma não fazia bem para ninguém, menos ainda para o meu pai.

Naquele tempo, não ouvíamos nada sobre o sono, sobre a importância desse período de nossas vidas que possui tanta relevância fisiológica em nosso equilíbrio endócrino-metabólico, respiratório, cardiovascular, imunológico, neurológico e psicossocial.

E foi assim, ele dormindo mal, mas achando tudo normal, e eu preocupado com aquilo, até que descobri tudo, e olha que demorou um pouco. No curso médico, tive uma aula de sono na disciplina de Fisiologia Médica, no ano de 1994, meu segundo ano de estudos, mas compreendi apenas por que o sono era importante e como ele se dividia. Nada mais.

Já na residência médica no Hospital Universitário Clementino Fraga Filho, da UFRJ, em 2000, tivemos uma sessão clínica em que discutimos um artigo publicado por Terry Young, no qual a autora descrevia a ocorrência de distúrbios respiratórios do sono em adultos de meia-idade.[1] Segundo o texto, no mundo, 2% das mulheres e 4% dos homens tinham critérios para a síndrome da apneia obstrutiva do sono, com mais de cinco paradas respiratórias por hora de sono e sonolência excessiva diurna. Depois descobrimos que muito mais gente sofre com o distúrbio, uma doença muito comum, mas extremamente subdiagnosticada.

Esse era o diagnóstico do meu pai.

Foi por ele que escolhi estudar o sono. Faz parte do meu propósito de vida o desejo de compartilhar meu método com um número muito maior de pessoas do que apenas com aquelas que vêm à minha clínica ou que atendo via telemedicina.

O que era ruim ficou pior...

O sono ocupa um terço da vida de cada um de nós. Isso significa que, considerando a expectativa de vida média do brasileiro, que é de 77 anos,[2] deveríamos passar mais de 25 anos de nossas vidas dormindo! Mas não é bem assim que acontece, esse tempo pode ser bem menor ou sem qualidade...

Os brasileiros dormem muito mal e a pandemia de Covid-19 contribuiu ainda mais para agravar o problema. De acordo com um estudo realizado pela Universidade de São Paulo (USP) em parceria com a Universidade Federal de São Paulo (Unifesp) e publicado na *Sleep Epidemiology*, 65,5% dos brasileiros possuem problemas com o sono.[3] As mulheres são as mais afetadas e o incremento do uso das mídias sociais também revela uma parcela importante atribuída ao vício digital, condição daqueles que não conseguem deixar os smartphones nem na hora de ir para a cama. O dado inédito foi atribuído a um aumento dos problemas de sono entre homens jovens, o que costumava ser raro, e talvez as incertezas trazidas pela pandemia sejam uma razão para isso acontecer. Outra análise ao observar mais de 200 mil sobreviventes da Covid-19 revelou que 25% destas pessoas desenvolveram ansiedade e 8%, insônia, sendo que os pacientes hospitalizados em enfermaria ou UTI e que evoluíram com alguma encefalopatia tiveram ainda mais insônia.[4]

INTRODUÇÃO

Comigo, tudo começou no segundo ano da pandemia. Antes das medicações realmente eficazes e das vacinas, a minha crença de onipotência enquanto médico me promoveu um estado em que minha saúde mental me arrastou para o chão. Era um vírus novo, e eu não esperava enfrentar o patógeno mais grave, teimoso e imprevisível que já encontrei. A velocidade, a proporção e a gravidade das duas grandes ondas foram como um soco no peito, e me senti atordoado. Houve muito sofrimento, luto, tragédias, incertezas e muitas perguntas sem resposta. Eu dormia assim que encostava a cabeça no travesseiro, mas não tinha um sono reparador, acordava no meio da noite e era muito difícil voltar a dormir. Estava irritado e mal-humorado perto da minha esposa e dos meus filhos, mas a vida e o trabalho não podiam parar. O burnout se instalou e era apenas o começo. Foi a certeza de que tudo passa e a minha fé que me permitiram seguir. Procurar ajuda foi a melhor decisão e por isso estou aqui escrevendo para você, motivo que me faz levantar feliz e com ânimo em todos os meus dias de sol e chuva.

Sono é saúde!

Negligenciado enquanto pilar da saúde durante muitos anos, foi só recentemente que o sono ocupou o lugar de destaque que merece. Felizmente, enquanto médico e professor, pude acompanhar a criação de uma nova área, que hoje é a Medicina do Sono, e participar de sua valorização e desenvolvimento. Durante a gestão da dra. Simone Fagondes, e em seguida da minha, na coordenação do setor de Distúrbios do Sono da Sociedade Brasileira de Pneumologia, houve a criação da área de atuação em Medicina do Sono para as especialidades médicas correlatas que mais atendem pessoas com problemas de sono, que são as áreas da pneumologia, psiquiatria, neurologia e otorrinolaringologia. Em seguida, foram adicionadas a pediatria, a clínica médica e a cardiologia. Esse esforço da Associação Médica Brasileira e do Conselho Federal de Medicina é o reconhecimento oficial do registro de qualificação de especialidade (RQE) que só é fornecido aos médicos que concluíram residência médica ou que foram aprovados na prova de título na especialidade, neste

SUPERSONO

caso da Medicina do Sono, uma área de atuação. Se você fizer uma busca por meu nome, aparecerão três RQEs, que são os de especialista em Pneumologia e Tisiologia, Terapia Intensiva e Medicina do Sono.

Atualmente, há uma nova classificação internacional dos distúrbios do sono, que têm alta prevalência na população geral e representam grande problema de saúde pública, resultando em mais transtornos respiratórios, cardiovasculares, neurológicos e psiquiátricos, além de um maior risco para acidentes automobilísticos e de trabalho. A avaliação relativa a distúrbios do sono vem sendo realizada juntamente com os demais exames de aptidão física e mental, desde a resolução 267 do Conselho Nacional de Trânsito (Contran), que estabelece a avaliação de distúrbios do sono para os motoristas profissionais. Mesmo sendo realizado sem a devida seriedade em muitas avaliações, já está regulamentado e, por si só, é um avanço.

O exame que avalia o sono, a polissonografia, também trouxe muitas informações e grande aplicabilidade clínica, desde a forma mais simplificada de diagnóstico até a expansão dos laboratórios do sono em todo o país, com cada vez mais pessoas interessadas em avaliar, acompanhar, cuidar e planejar o tratamento dos problemas e questões relacionadas ao sono e mais gente dormindo melhor. Além disso, o desenvolvimento de dispositivos de monitoramento portáteis permitiu que os profissionais avaliassem o sono em ambientes do mundo real, incluindo a própria casa do paciente, aumentando o acesso ao diagnóstico, ainda muito aquém do que deveria ser.

O que vem a seguir

No século XVIII, o astrônomo Jean Jacques Mairan estudou a planta mimosa e demonstrou que as folhas se abriam para o sol durante o dia e se fechavam ao entardecer. Depois, Mairan colocou a planta em total escuridão e observou que, independentemente de estar dia ou não, as folhas continuavam no mesmo ciclo. Isso levou à conclusão de que o ritmo circadiano, ou seja, como o organismo se regula entre o dia e a noite, é um mecanismo de controle interno e não depende exclusivamente dos fatores externos, do meio

INTRODUÇÃO

ambiente. Assim como na dormideira, a *Mimosa pudica*, o mesmo ocorre em animais, inclusive em nós, seres humanos.

O sono e seus mecanismos regulatórios foram o tema do Prêmio Nobel de Medicina em 2017,[5] trazendo clareza sobre a base genética e os mecanismos moleculares que controlam o tal relógio biológico. Os premiados explicaram como plantas, animais e humanos adaptaram o ritmo circadiano às diversas fases do dia geradas pela rotação da Terra. A pesquisa conseguiu identificar o gene que controla o ritmo interno diário dos seres vivos, e depois mostrou que esse gene fornece informações para que o corpo fabrique uma proteína que se acumula nas células durante a noite e vai se degradando durante o dia. Quando esse mecanismo está desregulado temporariamente em um jet lag, nossa saúde e nosso bem-estar são afetados, aumentando a chance do aparecimento de problemas cardiovasculares, endócrino-metabólicos e neuropsiquiátricos, inflamatórios e imunologicamente mediados. É por isso que dormir bem é fundamental para ter saúde e qualidade de vida!

Mas, se as noites não têm sido amigáveis com você, saiba que não está sozinho. Muita gente vive à espera do momento certo para mudar hábitos, ajustar atitudes e moldar o comportamento. O que acontece é que, na verdade, elas não sabem como mudar, não é questão de simplesmente não estarem prontas, como já dizia o estadunidense James Prochaska, teórico na área de mudança de comportamento.

Tenho certeza de que você chegou até aqui em busca de ferramentas para ter uma vida muito melhor, mais produtiva, aplicando tempo e qualidade ao seu sono. Queremos amizades, dinheiro, espiritualidade, família, hobbies, relacionamento amoroso, saúde e sucesso para viver servindo na plenitude do nosso propósito. E somente com o sono reparador alcançaremos a melhor performance, com energia e muita alegria, um desempenho digno de um atleta olímpico, sem depender de estimulantes de dia e remédios para dormir à noite, como muitos acabam fazendo.

Ao longo dos capítulos, você vai aprender muitas maneiras de fazer o que precisa ser feito para recuperar a qualidade do seu sono (e da sua vida!), com base nas pesquisas e evidências científicas mais relevantes. Na primeira parte do livro, você vai entender por que o sono merece destaque como forte promotor de qualidade de vida e saúde, por que é tão importante dormir bem e os primeiros passos para ressignificá-lo e reprogramar sua vida.

Na segunda parte, você vai identificar os ladrões do sono e as barreiras que podem ser fatores dificultadores desse sono reparador que é tão importante e desejado. Em seguida, tratamos de pôr as mãos na massa, mas vale ressaltar que essa receita não é uma mistura pré-pronta, então a necessidade da fermentação natural é fundamental para a riqueza e o sabor do pão – ela acontece lenta e progressivamente.

Já na quarta parte, além do método, que você já vai ter dominado, será possível entender como a tecnologia pode passar de vilã para aliada, quais são os momentos certos para os cochilos e como todo o restante do dia após o seu despertar pode auxiliar na realização dos seus sonhos, até compreender o momento em que você pode não conseguir resolver o seu problema sozinho – não dava para não falar disso.

Na quinta e última parte, celebraremos juntos. Ao longo deste livro, você vai desenvolver habilidades, o jeito e a destreza para concretizar, de maneira rápida e eficiente, um sono reparador. Remova suas crenças e barreiras, os principais dificultadores da engrenagem. Este livro exige eficácia no cuidado de si e do próprio sono, aplicando suas "*sleep skills*" na sua rotina.

Espero que as ideias, sugestões e histórias contidas aqui possam ajudá-lo a entender que, sem o sono, não vivemos bem. Este livro possibilita que nos encontremos quase nos moldes de um encontro clínico em que você tem acesso a mim, às minhas orientações, quando e onde você escolher, mas também permite que você tenha autonomia no cuidado da sua saúde e siga buscando o melhor que a vida tem a oferecer. Tudo que pensarmos juntos a partir desse ponto deve servir para a mudança que você deseja, um sono transformado. Nem que para isso você risque cada página, com canetas coloridas ou seu lápis de estimação, marque suas preferências, mas que ao fim desta jornada, finalmente, você durma bem!

CAPÍTULO 1

DE NOITE, ACORDADO. DE DIA, COM SONO

O QUE VOCÊ FARIA SE FICASSE SEM DORMIR POR dezessete dias? Prepararia para si um chocolate quente à noite? Leria os clássicos? Foi exatamente o que fez a personagem criada pelo escritor japonês Haruki Murakami em *Sono*.[1] Acometida por uma insônia sem precedentes, a personagem decide passar as noites relendo *Anna Karenina* e retomando hábitos da juventude. Apesar de um fato absurdo como estar sem dormir há quase vinte dias esteja longe da realidade, a dificuldade em ter uma boa noite de sono tem acometido cada vez mais pessoas, comprometendo suas funcionalidades e sua qualidade de vida.

Cerca de 30% da população mundial experimenta algum tipo de insônia e, no Brasil, os resultados não são muito diferentes. Uma pesquisa realizada em 2019 pelo Instituto Brasileiro de Opinião Pública e Estatística (Ibope), denominada Mapa do Sono dos Brasileiros,[2] realizou 2.635 entrevistas com homens e mulheres maiores de 18 anos, das classes A, B e C, e revelou que 34% dos entrevistados afirmaram ter insônia, porém apenas 21% declararam ter o diagnóstico da doença. E ainda que 83% dos brasileiros reconheçam que a insônia é uma doença, 77% afirmam que o distúrbio é consequência de outras enfermidades, ou seja, desconhecem a insônia crônica como doença específica que precisa de tratamento.

Não é raro se deparar com manchetes que destacam um acidente causado por um motorista sonolento – que pode ser você –, no cansaço e desânimo para atividades rotineiras do seu dia a dia ou

SUPERSONO

mesmo no desempenho escolar do seu filho adolescente. Privação crônica de sono tem conexão direta com mais chances de ter pressão alta, diabetes e ganho de peso. Ainda assim, 65% dos brasileiros têm baixa qualidade de sono e, dessa porcentagem, somente 7% procuram auxílio profissional quando têm dificuldades para dormir.

O que experimentamos nos últimos anos com a pandemia de Covid-19 intensificou a tendência já percebida anteriormente. Na França, um estudo publicado no *Journal of Sleep Research* com mais de mil pessoas relatou que 41% delas tomaram alguma substância para dormir sem prescrição médica já nos primeiros dois meses de *lockdown*.[3] As pessoas estão consumindo mais remédios para dormir nos Estados Unidos. No Brasil, a venda dessas substâncias também aumentou, segundo dados da ANVISA.[4] Estima-se que 35% das pessoas que usam medicamentos para insônia o fazem sem prescrição médica.[5] Isso é alarmante.

A duração do sono é importante e o sono insuficiente em qualidade ou quantidade nos afeta negativamente. As consequências imediatas da insônia são a diminuição na qualidade de vida, a redução na produtividade e o maior risco de acidentes. O sono insuficiente afeta a função cognitiva, provoca mau-humor e pouca energia, piora a memória e o processo de aprendizado e interfere no bem-estar mental e físico, o que leva a grave prejuízo funcional no desempenho dos papéis sociais e nas relações interpessoais. Além disso, provoca dificuldade de concentração e piora na tomada de decisão, com deterioração das relações pessoais e profissionais. E, isoladamente, aumenta em até três vezes o risco de morte, sendo um dos grandes responsáveis por mais absenteísmo e aposentadorias por invalidez.

Dormir mal é um problema comum e um estudo publicado em maio de 2010 também chamou a atenção para esse problema. Um total de 1.042 voluntários que realizaram exames de polissonografia na cidade de São Paulo, estudo denominado Episono, revelou a prevalência de paradas respiratórias no sono, a apneia obstrutiva, em 32,8% dos examinados, insônia em 15% e bruxismo em 7,4%.[6] Em outro estudo, quase 15% dos norte-americanos tinham problemas para adormecer, com dificuldades variando de acordo com idade, sexo, raça e etnia, renda familiar e nível de urbanização. Aproximadamente

DE NOITE, ACORDADO. DE DIA, COM SONO

14,5% dos adultos tiveram dificuldade para pegar no sono e 17,8% tiveram problemas no sono, de acordo com dados da Pesquisa Nacional de Entrevistas de Saúde (NHIS) de 2020.

E se você ainda não acredita na importância de dormir bem, medidas de saúde do sono foram acrescentadas às métricas que compõem a *Life's Simple 7*, uma pontuação de saúde cardiovascular da American Heart Association que avalia fatores de risco e sua relação com doenças cardiovasculares. Recentemente publicado no *Journal of the American Heart Association*, o oitavo ponto da *Life's Simple* para os escores de saúde cardiovascular incluiu medidas objetivas de duração, qualidade e regularidade, bem como os distúrbios do sono mais comuns. A incorporação do sono como métrica de saúde cardiovascular, comparável a tabagismo, dieta, atividade física, peso, controle da pressão arterial, do colesterol e da glicemia, que são os outros comportamentos de saúde já antes reconhecidos, pode potencializar a prevenção de doenças cardiovasculares em todos nós.[7]

Um estilo de vida saudável, que se concentra fortemente em boa dieta e atividade física, deve incluir o sono, mas não apenas questões mais óbvias como o tempo essencial de dormir entre sete e nove horas. Adotar uma visão mais ampla da saúde do sono, incluindo a promoção de um sono reparador e profundo, em vez de focar somente os distúrbios do sono e o tempo total de sono é a orientação adequada. A saúde do sono multidimensional, abrangendo duração, tempo e qualidade do sono, hábitos de cochilo, e sintomas de distúrbios do sono também foram relacionados a um risco duas vezes maior de mortalidade cardiovascular em idosos norte-americanos.

Há evidências também de que o sono curto (menor que cinco horas) e, em menor grau, o sono longo (maior que nove horas), o sono de má qualidade, a insônia e a apneia obstrutiva do sono estão associados a maior risco de obesidade, diabetes e hipertensão, bem como à fragilidade física.[8] Também têm sido associados a maior ingestão calórica e escolhas alimentares não saudáveis, incluindo menor ingestão de comida de verdade como frutas, verduras e legumes e maior ingestão de açúcar e sal. A apneia obstrutiva do sono também foi associada a uma dieta de pior qualidade e menos atividade física.

O sono é holístico, tem efeitos sistêmicos, integrados, afeta o coração, o cérebro, os pulmões, o metabolismo, realmente todas as partes do corpo. O sono ruim atrapalha as relações humanas, piora a qualidade do nosso tempo, está relacionado a maior risco de doenças cardiovasculares, endocrinometabólicas, neuropsiquiátricas e pode tornar a morte mais precoce. Por isso tudo, é imprescindível reconhecer os problemas, ter orientação e desenvolver autorresponsabilidade. Você tem o poder de mudar sua realidade, a autoeficácia para promover um bom sono e, quando preciso, não deve adiar o tratamento dos distúrbios do sono.

Você passa um terço da sua vida dormindo, ou deveria

O sono é tão essencial para nossas necessidades diárias quanto comida e água. Gosto do conceito *Carpe Diem,* que significa "aproveite o dia", traduzido do latim. Mas como ter uma vida boa sem comida, água e sono? Como podemos aproveitar o dia de verdade se estamos cansados porque dormimos pouco e mal?

Parte da minha semana divido com os alunos da Medicina do campus Macaé da Universidade Federal do Rio de Janeiro, e, na última aula de distúrbios do sono, perguntei como vinha sendo a disposição do grupo durante o dia, o sono e o cansaço na rotina de vida deles. Todos me responderam enfaticamente que se sentiam cansados. Aproveitei para provocar uma reflexão sobre o bem-estar e a nossa felicidade, o sentido da vida, aquilo que nos motiva, a principal ferramenta para conduzir os processos de mudança, reforçando a importância de cuidar do nosso estilo de vida e que praticamente oito horas dos nossos dias deveriam ser ocupadas pelo sono, que, pelo seu protagonismo, não pode ser esquecido. Esse estado de plenitude entendido como a verdadeira felicidade, em que corpo e mente estão saudáveis, depende dele. Mas, com um universo cheio de coisas curiosas e incríveis para aprender, a prioridade nunca é respeitar o tempo do sono.

Quem nunca se sentou nas últimas fileiras da sala de aula e se perdeu no sono ou mesmo cochilou naquela reunião monótona no

DE NOITE, ACORDADO. DE DIA, COM SONO

trabalho para começar a semana? Enquanto você ouve quem está lá na frente falando, parece que seus olhos se fecham por vontade própria. O dia se segue em meio a bocejos e pescadas, e a sobrecarga de trabalho ou de outros afazeres, somada à sensação de estar sempre cansado, dão a você um combo de desânimo, irritabilidade, mau humor e falta de atenção e concentração. Na vida pessoal, as coisas não são muito melhores: estresse emocional na tentativa de controlar tudo, dificuldade para perder peso, falta de disposição para a prática de atividade física e para os momentos de lazer, uma vontade imensa de não fazer nada, nem mesmo aqueles programas que nos dão prazer por causa da diminuição da libido, que também já faz parte da rotina.

Muitas vezes, cochilar no meio das reuniões de trabalho ou com um filme no cinema é fácil, porque, quando a noite chega, você não consegue despregar os olhos do celular nem desligar aquela série que jurou não maratonar dessa vez, mas não teve jeito. Dormiu às 2 horas e acordou às 6. Caos instalado. A sensação é de que o sono sempre aguenta ser sacrificado, mas você sabe que não é bem assim, principalmente se essa é a sua rotina.

Com isso, vêm a ansiedade e o pensamento de tentar resolver rápido o problema: a necessidade de medicações para relaxar e iniciar o sono. O cérebro é assim, quanto mais rápida a saída, melhor. Daí tem início a busca pela medicação que aparece como solução imediata para a maioria dos problemas que vivemos. É só comparar a quantidade de farmácias e de academias em seu bairro. Hoje todos querem ser felizes o tempo todo e toleram mal qualquer dificuldade. Temos percebido um declínio da capacidade de enfrentamento autônomo da maior parte dos adoecimentos e das dores cotidianas, trazendo a medicalização como solução, seja o medicamento prescrito pelo profissional, que tem sido cada vez mais rápido e rasteiro em seus diagnósticos, seja recorrendo à automedicação, como um caminho mais fácil para o aqui e agora, em vez de descobrir a causa do problema. Ir até a raiz, cavar mais fundo, buscar estratégias definitivas dá mais trabalho para nós todos. Como consequência, a pessoa segue usando estimulantes de dia na tentativa de afastar o sono e o cansaço e sustentar a concentração e a produtividade. Porém, tudo isso interfere no início do descanso, impacta negativamente em sua

SUPERSONO

qualidade e tempo de sono e o resultado é o mau desempenho. Um círculo vicioso que se instala de maneira bastante inadequada, com medicação para dormir à noite e estimulantes para se manter acordado durante o dia.

Os sinais e sintomas de quem tem problemas com o sono se misturam com as queixas clínicas mais variadas, mas reforçam uma vida sem descanso, sem períodos de reparo. Uma vida sem energia é a reclamação que mais escuto em todas as conversas que tenho com as pessoas que atendo presencialmente ou por telemedicina nesse mundo todo. Na maioria, elas reclamam de sono e cansaço, fadiga durante o dia, independentemente de onde estão e do que estão fazendo naquele momento.

É preciso dormir para ter um melhor desempenho, se não você se sentirá incompetente. Então vai em busca da mágica para esse sono ideal que está ali, no balcão da farmácia bem perto de você, o que banaliza o raciocínio clínico e traz culpa, às vezes para quem prescreve e para quem usa. Soluções teoricamente simples para problemas complexos. É um ciclo de frustração. Queremos controlar o sono, descrever a fórmula que dá certo para todo mundo, e corremos sério risco de que esse sono utópico, idealizado pelos curandeiros da mídia social, seja encarado como uma norma, regra obrigatória igual para todos e que não é real. Acordar às 5 da manhã não é necessariamente melhor para todos. Precisamos parar de associar o dormir pouco à produtividade e à alta performance. Usar estimulantes durante todo o dia para se manter mais acordado e focado não é saudável, assim como utilizar medicação para induzir o sono não faz bem, mas essa tem sido a regra.

Sentir sono e cansaço durante o dia não é normal

A sonolência é uma função biológica, definida como uma probabilidade aumentada para dormir. Já a sonolência excessiva ou hipersonia é uma vontade enorme de dormir, com cochilos involuntários ou ataques de sono, quando o sono é inapropriado. É normal termos

DE NOITE, ACORDADO. DE DIA, COM SONO

dias em que nos sentimos mais desanimados, cansados ou com sono além do usual. Isso pode ocorrer porque tivemos uma noite ruim ou um dia anterior exaustivo. Mas, quando o sono diurno está demais e segue dia após dia, isso pode significar que algo não vai bem. A sonolência patológica é aquela com duração de mais de três meses, afeta cerca de 10 a 25% da população em geral[9] e deve ter uma avaliação médica, porque é sempre importante investigar sua causa. E não usar vários cafezinhos ou outros estimulantes para ficar mais acordado.

A sonolência excessiva diurna escolhe quem, mas não onde nem quando acontecerá. Ela pode ocorrer durante atividades diárias normais ou em situações de risco, em um trabalho de vigilância, na direção de veículos automotores, na sala de controle de voo de um aeroporto ou em plataforma de petróleo, gerando repercussões negativas sociais, profissionais e familiares.

Na minha prática clínica do consultório, esse é um dos temas que mais prontamente preciso ajudar a resolver. Atendi recentemente o porteiro de um grande condomínio da região que foi pego em duas situações de cochilo no período da tarde, enquanto deveria estar bem acordado. Tratamos de considerar e elencar todas as situações monótonas às quais ele se expunha com a intensidade da pressão de sono que percebia. Foi um exercício que nos chamou a atenção para a urgência que precisava ser tratada. Os cochilos involuntários na portaria, ronco, irritabilidade, mau humor, hipertensão arterial desde os 22 anos, somados a um descontrole recente da pressão arterial com necessidade de ampliar seu esquema anti-hipertensivo, foram fatores obrigatórios para encaminhá-lo ao laboratório do sono. Ele roncava praticamente desde a infância. Com uma polissonografia, o exame do sono mostrou 51 despertares por hora no eletroencefalograma do sono, um índice de apneia de 56 pausas respiratórias por hora de sono, com sua imensa maioria de apneias obstrutivas, por dificuldade de passagem de ar pelas vias aéreas superiores e oxigenação periférica mínima medida no oxímetro de 76%. A saturação é um valor em porcentagem que representa a quantidade de oxigênio circulante no sangue. O oxigênio (O_2) entra nos pulmões pelo ar inspirado, passa pelos alvéolos e se liga à hemoglobina, uma proteína presente nos glóbulos vermelhos

SUPERSONO

que tem a função de carregá-lo para cada uma das nossas células. A saturação de oxigênio baixa oferece risco de vida ainda maior quando se está dormindo, considerando-se que o normal seria acima de 92%. Essa baixa oxigenação no sangue durante o sono é o indicador mais eficaz para prever o risco de mortalidade por complicações cardiovasculares causadas pela apneia obstrutiva do sono. Autores norte-americanos de um artigo publicado no *European Heart Journal*[10] avaliaram dados de dois estudos que relacionaram maior mortalidade cardiovascular, considerando a duração e o grau da queda de oxigênio independentemente de fatores de risco conhecidos como idade, peso, número de paradas respiratórias e doenças cardiovasculares prévias.[11] O sono pode revelar muitas coisas e isso geralmente acontece no silêncio da noite, quando você está entregue aos braços de Morfeu.

A sonolência excessiva diurna é uma queixa comum, e às vezes é tão grande que a pessoa pode chegar a dormir ou cochilar durante as tarefas mais corriqueiras. É importante diferenciar a sonolência diurna da fadiga, que é uma condição de cansaço adquirido com o aumento da duração do exercício físico ou da atividade mental mais exaustiva. Uma maneira de diferenciá-las é a recuperação que cada uma exige: enquanto a fadiga é remediada com repouso, a sonolência exige reposição do sono, que, se não for reparador, nada feito.

Sentir vontade de dormir com frequência mesmo em ambientes e horários inadequados não necessariamente significa que existe um distúrbio do sono, mas é provável que seu sono não seja regenerativo. Como muitas pessoas têm mais sonolência do que efetivamente percebem, existem questionários médicos que ajudam a mensurar a sua intensidade, como o teste de sonolência de Epworth. Com este instrumento autoaplicável, consegue-se identificar a possibilidade de sonolência diurna excessiva.

O questionário avalia a probabilidade de adormecer em oito situações que envolvem atividades diárias, algumas delas conhecidas como altamente soporíferas. A pontuação varia de 0 a 24, sendo que uma pontuação acima de 10 sugere o diagnóstico da sonolência diurna excessiva. A gravidade da sonolência excessiva é variável, podendo

DE NOITE, ACORDADO. DE DIA, COM SONO

contemplar desde uma sonolência leve, manifestada por distração, até uma sonolência grave em que podem estar presentes episódios involuntários e incontroláveis de sono, em situações de risco.

Vamos ver o seu grau de sonolência?

SITUAÇÃO	
1. SENTADO E LENDO	
2. VENDO TV	
3. SENTADO EM UM LUGAR PÚBLICO, SEM ATIVIDADE (SALA DE ESPERA, CINEMA, REUNIÃO)	
4. COMO PASSAGEIRO DE TREM, CARRO OU ÔNIBUS ANDANDO UMA HORA SEM PARAR	
5. DEITADO PARA DESCANSAR À TARDE, QUANDO AS CIRCUNSTÂNCIAS PERMITEM	
6. SENTADO E CONVERSANDO COM ALGUÉM	
7. SENTADO, CALMAMENTE, APÓS ALMOÇO SEM ÁLCOOL	
8. SE ESTIVER DE CARRO, ENQUANTO PARA POR ALGUNS MINUTOS NO TRÂNSITO INTENSO	

0 – NENHUMA CHANCE DE COCHILAR
1 – PEQUENA CHANCE DE COCHILAR
2 – MODERADA CHANCE DE COCHILAR
3 – ALTA CHANCE DE COCHILAR

Calcule agora a pontuação obtida para verificar o grau da sua sonolência excessiva durante o dia:

- Sonolência leve: número de pontos na ESE de 11 a 16 pontos.

- Moderada: número de pontos na ESE de 17 a 20 pontos.

- Acentuada: número de pontos na ESE de 21 a 24 pontos.

Surpreso com o resultado? Os problemas com o sono podem acontecer com todo mundo e em qualquer fase da vida, mesmo com

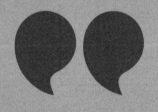 Qualidade e quantidade do sono têm conexão direta com mais chances de ter pressão alta, diabetes e ganho de peso.

DE NOITE, ACORDADO. DE DIA, COM SONO

aqueles que até anteontem não referiam problemas com ele, o que não foi exatamente o que aconteceu com o papa emérito Bento XVI, que teve sua condição de saúde muito agravada pelos anos seguidos de privação de sono. A insônia foi o fator-chave para que ele renunciasse ao pontificado em fevereiro de 2013. A privação do sono havia sido revelada pelo pontífice ao seu biógrafo, Peter Seewald, semanas antes de Bento XVI falecer. Foi uma rotina de quase oito anos de papado, nos quais liderou três encíclicas sem noites bem-dormidas e vivenciando uma rotina intensa. Na mensagem em que revela seus problemas para dormir, Bento XVI afirma que a insônia o acompanhava diariamente desde a Jornada Mundial da Juventude de Colônia, em agosto de 2005, meses depois de ter sido eleito o sucessor de João Paulo II.

Na época, recebeu remédios que, durante um tempo, funcionaram, mas depois passaram a causar problemas, como um incidente durante a viagem ao México e a Cuba em março de 2012. O religioso citou no texto que, daquela vez, encontrou os lençóis encharcados de sangue, provavelmente porque teria batido em alguma coisa no banheiro e caído. Com a redução dos medicamentos para dormir e o desgaste no cumprimento da missão, Bento XVI acabou renunciando. A história do pontífice mostra de maneira nítida como a insônia pode afetar duramente a saúde e a rotina, sendo necessário buscar ajuda quanto antes e isso pode significar que, para problemas complexos e multifatoriais, não existem soluções simples.

Não pergunte minha idade, mas como anda meu sono. Ele me denuncia

Lembro-me bem de um paciente que me fez pensar em como as coisas simples podem ser mais importantes. Ele preencheu comigo a escala de sonolência de Epworth, que somou 12 pontos com um diagnóstico de sonolência excessiva diurna em grau leve. Ele tinha muitas queixas e impressionava como sua qualidade de vida era ruim. Com 36 anos recém-completados, ele parecia mais velho, um pouco acima do peso, vinha em uso de duas medicações para

SUPERSONO

um diagnóstico de depressão e ansiedade no último ano, mas ainda sem psicoterapia. Buscava a causa do cansaço que sentia há pelo menos seis anos. Referia estar quase sempre exausto, bocejando o dia todo, com preguiça, sem aquela disposição de antes. Coincidentemente a esposa vinha reclamando muito do incômodo do ronco.

Contava também sobre uma disfunção sexual que antes não tinha, mas a atribuiu à ansiedade, apesar de a ejaculação precoce até ter tido alguma melhora com as medicações iniciadas pelo psiquiatra. A irritabilidade também havia aliviado com o esquema terapêutico. Mas a redução da capacidade de memorização, concentração e atenção ainda estava muito evidente. Os textos que conseguia ler eram seguidos de uma dificuldade enorme de reter as informações. Antes tinha muita disposição para atividade física, mas naquele momento a preguiça era um incômodo frequente. O mais significativo, porém, era a dificuldade de se manter acordado quando parava para assistir a um filme ou um desenho com a filha. O sono não permitia que isso acontecesse. Dormia em qualquer programa ao qual tentava assistir, a qualquer hora do dia. Sentia sono também ao ler, independentemente do lugar em que estivesse, de dia ou à noite, e procurou atendimento médico com uma endocrinologista tendo como queixa sentir-se como se tivesse 80 anos, sempre desanimado e cansado. Dentre os exames solicitados por ela, o exame do sono revelou o diagnóstico.

Na polissonografia, ele tinha mais de trinta pausas respiratórias durante o sono e quase quarenta despertares por hora de registro! Tinha aumento de sono superficial e redução de sono profundo. Descobrimos, junto disso, um pouco de gordura no fígado, a esteatose hepática, que acompanha muito frequentemente as pessoas que têm apneia obstrutiva do sono, além de níveis altos de colesterol e triglicérides e uma resistência à insulina que o colocava em maior risco de diabetes. A endocrinologista teria salvado sua vida. O sofrimento pelo distúrbio respiratório do sono não identificado e não tratado era uma afronta. Como pode ainda hoje negligenciarmos tanto um período que ocupa um terço de nossa existência?

A sonolência diurna afeta a qualidade das nossas relações, nossa atividade laboral, vida social e familiar. Além disso, o risco

DE NOITE, ACORDADO. DE DIA, COM SONO

de acidentes automotores é maior nos sonolentos: motoristas relatam ter se acidentado quando se queixavam de sonolência diurna moderada ou grave, em comparação com aqueles sem sonolência.[12] Outra queixa comum é o cansaço e a fadiga, que incide sobre 10% a 40% da população geral, e 20% em sua forma crônica e muito se deve a problemas com o sono.

SE VOCÊ QUISER AVALIAR COMO ANDA SEU CANSAÇO, APONTE A CÂMERA DO SEU CELULAR PARA O QR CODE:.

A questão é que, mais do que dormir mal, você vive mal e pode ser que reconheça algumas queixas como estas:

- Sonolência diurna e cochilo fácil;
- Cansaço e fadiga;
- Desânimo;
- Ronco e boca seca ao acordar;
- Alterações de memória;
- Piora na concentração e atenção;
- Irritabilidade;
- Menor produtividade e mais erros;
- Dores musculares e articulares ao acordar;
- Múltiplos despertares durante a noite: alguns sem razão aparente e outros para urinar;
- Movimentos anormais e repetidos no sono;
- Sono não restaurador e queda na produtividade;
- Maior risco de acidentes no trabalho e no trânsito.

Ou ainda que reconheça sintomas clínicos de ansiedade ou da síndrome depressiva, como estes:

- Alterações de humor e menos vitalidade;
- Irritabilidade;
- Desinteresse e anedonia;
- Dificuldade em iniciar o sono ou despertar precoce;

SUPERSONO

- Sonolência diurna ou mesmo dificuldade para manter o sono;
- Redução da libido;
- Impotência sexual.

Alguns traços da personalidade como hiperatividade cognitiva, pensamento acelerado e preferência por dormir em horários não compatíveis com a norma social são fatores que atrapalham o sono. De modo geral, fatores precipitantes são mais fáceis de serem identificados e frequentemente envolvem traumas, rupturas na história de vida, como a morte de alguém que amamos, problemas conjugais ou mudanças de cidade ou no emprego. Alterações no ambiente e na rotina também atrapalham o sono, e a associação entre o ambiente onde você dorme e o medo de não conseguir dormir precisa ser desconstruída e reformulada no enfrentamento das questões ruins para o sono.

Não existe dúvida de que o sono ruim pode contribuir para o risco de doenças cardiovasculares. Dormir pouco e mal tem sido associado a um desarranjo em nosso sistema nervoso autônomo, que é uma parte do sistema nervoso que funciona independentemente da vontade e consiste em neurônios que conduzem impulsos desde o sistema nervoso central (cérebro e/ou medula espinhal) até os vasos sanguíneos, estômago, intestino, fígado, rins, bexiga, glândulas digestivas, salivares, sudoríparas, órgãos genitais, pulmões e coração. Ele é composto de dois sistemas: o simpático e o parassimpático. Depois que o sistema nervoso autônomo recebe informações sobre o corpo e o ambiente externo, ele responde estimulando os processos corporais, geralmente pelo componente simpático, ou inibindo-os, pelo parassimpático. Como em um susto, que você pode ter levado ao ler este capítulo e suspeitar que sua pressão alta pode estar relacionada a sua apneia. Você já sente o aumento da frequência cardíaca e sua respiração já acelera um pouco, de maneira inconsciente.

O que pode acontecer com os distúrbios do sono é um desarranjo desse sistema com consequente desequilíbrio, aumentando a atividade simpática e intercalando-a com a diminuição da atividade parassimpática. Isso pode causar estresse nas células, aumento da inflamação nesse nível e uma cascata imensa de danos só porque

DE NOITE, ACORDADO. DE DIA, COM SONO

você não respeitou seu sono. O sono de curta duração e padrões irregulares de sono podem interromper a ritmicidade e resultar em desalinhamento circadiano, que pode provocar alteração na secreção de substâncias promotoras do nosso equilíbrio corporal, levando a um processo de desarmonia endócrino-metabólica, que também causa uma predisposição a doenças cardiovasculares. Todos os fenômenos são explicados por uma inflamação celular quase silenciosa, de baixo grau, persistente, que começa durante a noite, mas não termina junto com ela.

E surgem alguns problemas clínicos bem comuns como estes:

- Hipertensão arterial;

- Arritmia;

- Diabetes;

- Obesidade.

O ronco associado à apneia obstrutiva, como distúrbio respiratório do sono, é o que mais promove essas alterações endócrinas, metabólicas e inflamatórias, aumentando o risco de problemas de saúde, como uma metainflamação, nome dado a esse processo inflamatório de baixo grau, persistente. A curta duração do sono também está associada a um risco até 48% maior de a pessoa desenvolver ou morrer de doença coronariana e a um risco 15% maior de o paciente sofrer um acidente vascular cerebral. Uma pesquisa realizada na Itália revelou que a presença de graves distúrbios do sono (com sonolência diurna e dificuldade em adormecer e permanecer dormindo) foi associada a um risco 80% maior de o paciente desenvolver doença cardiovascular, particularmente a partir dos 48 anos. Mas aqueles que dormiam muito também tinham risco de doença cardiovascular 56% maior, o que reforça que o tempo ideal de sono para o adulto deve ser de sete a nove horas por dia. Nem mais nem menos, na imensa maioria.

Em um grande estudo sobre aterosclerose, a duração, o tempo irregular do sono e a apneia foram associados a um risco duas vezes maior de o paciente desenvolver doença cardiovascular e a apneia obstrutiva grave, o sono curto e o longo também foram associados a um risco duas vezes maior de a pessoa apresentar doença arterial periférica. Reforçando essa relação, italianos que dormiam menos de seis horas e apresentavam distúrbios do sono tinham 69% maior risco de desenvolver problemas cardiovasculares. De fato, no *Multi-Ethnic Study of Artherosclerosis* (MESA), sono curto, baixa eficiência do sono e alta variabilidade do sono foram relacionados a maior índice de massa corporal e excesso de peso/obesidade, ao passo que a apneia obstrutiva do sono foi associada a obesidade e pressão arterial elevada.[13]

Em 2014, um dos estudos mais abrangentes realizados no Brasil, uma pesquisa nacional com entrevistas, incluiu perguntas sobre queixas de sono. Um total de 2.017 participantes das cinco regiões brasileiras responderam ao questionário e 76% apresentaram pelo menos uma queixa de sono. Ter sono leve (27%), roncar (25%), ter sono insuficiente (23%), movimentar-se excessivamente durante o sono (22%) e apresentar insônia (21%) foram as queixas de sono mais observadas, e as menos observadas foram sonambulismo (1%), pausas respiratórias testemunhadas (3%), urgência urinária (5%), movimentos de pernas (6%) e bruxismo (7%).[14] São muitos os problemas.

Pouco sono, muitos problemas

Enquanto estava escrevendo o roteiro deste livro, comecei a atender um paciente com 42 anos de idade e dezessete anos de insônia. Ele trabalhou em turnos da noite por quase dez anos, como gerente de loja de uma lanchonete famosa mundialmente. Entrava à noite e trabalhava até as 4 horas da madrugada e só conseguia dormir pela manhã. Naquela época começou a usar medicação e dormia razoavelmente bem. Mas, quando a dose da medicação foi aumentada, passou a não sentir mais o efeito dela. Depois dos 32 anos de idade, o sono se tornou um problema ainda maior.

Decidiu então procurar ajuda e começou a usar uma série de medicações – experimentou mais de dez – e mesmo com alguns remédios não dormia como acreditava ser o ideal. Pela manhã, ele se sentia sonolento, com um dia cansado, irritado e de mau humor pela frente, além da dificuldade de atenção e concentração. Em 2018 evoluiu melhor depois de realizar uma cirurgia de nariz para corrigir

DE NOITE, ACORDADO. DE DIA, COM SONO

o septo nasal e ampliar a passagem do ar, além de fazer o desmame do remédio de nariz, que antes vivia obstruído. Seguiu apenas com uma medicação à noite. Em 2020, sofreu um evento traumático, e uma fratura de perna gerou trombose local e uma embolia pulmonar. Teve muita falta de ar, e algumas idas à emergência o devolveram à insônia que carregara por tanto tempo. Na adolescência teve diagnóstico de depressão, síndrome do pânico e transtorno obsessivo-compulsivo (TOC), o que pode dificultar ainda mais o manejo da insônia. Atualmente o paciente não tem problema para adormecer, mas o que persiste e o que o trouxe para nosso encontro clínico é o despertar após quatro ou cinco horas de sono. Se não dormir ao menos sete horas, ele não fica bem. Ao fim de nosso encontro restou a certeza de que a solução para seu problema com o sono não era apenas a medicação.

Sempre gostei muito de ler para os meus filhos e tem um trecho de um livro em especial que julgo se adequar muito ao que pratico quando o assunto é sono: "Se você quiser ver uma baleia, vai precisar de uma janela e de um oceano, vai precisar saber para onde não olhar: rosas cor-de-rosa, pelicanos, o verde e possíveis piratas. Se você quiser ver uma baleia, vai precisar manter os olhos no mar e esperar".[15]

Esperar até para agir corretamente, sob orientação e em busca da satisfação, do estado de alerta durante o dia, da eficiência de estar dormindo enquanto se propõe a isso e do seu tempo de seu sono, que presenteia você com um dia vibrante. Não adianta mirar para fora do alvo. O que vai resolver seu problema com o sono é olhar para ele, revisitar suas histórias e buscar a solução em suas raízes mais profundas, em sua ancestralidade, em seus modelos e referências pessoais, em suas crenças e nas características de sua personalidade. No seu jeito de gerenciar afetos e da necessidade de controlar tudo ou até na falha em ser generoso com você tanto quanto é com os outros. Talvez no nariz mais obstruído, na amígdala e adenoide grandes, no modelo de trabalho, no distúrbio do ritmo circadiano ou na confusão do seu relógio biológico, no ronco e nas apneias, ou mesmo em tudo o que foi construído até o diagnóstico de ansiedade, do transtorno de estresse pós-traumático ou de depressão.

SUPERSONO

O sono é uma necessidade humana básica, fundamental e vital para o seu máximo desempenho durante o período em que você está acordado. Dormir bem é preditor de saúde física e mental, bem-estar e qualidade de vida, como anunciado pela Organização Mundial da Saúde (OMS) em 2004. No entanto, é grande a proporção de pessoas que sofrem com o pouco tempo de sono e com sua má qualidade. Não aceite ser mais um.

CAPÍTULO 2

SONO NÃO É LUXO, É NECESSIDADE BIOLÓGICA INEGOCIÁVEL

JÁ PASSOU DA HORA DE PRESTAR ATENÇÃO EM SEU

sono. De acordo com a Organização Mundial da Saúde (OMS), quatro em cada dez pessoas não têm sono de boa qualidade.[1] Mas o que significa dormir bem? Em termos gerais, é quando você acorda restaurado, sentindo o corpo descansado, pronto para o dia, com energia e vitalidade.

Para a ciência, ter uma boa noite de sono é sinônimo de adormecer em pouco tempo, acordar no máximo uma vez durante a madrugada (e neste caso conseguir dormir de novo em menos de vinte minutos) e permanecer dormindo mais que 85% do tempo que passa na cama. Simples assim, mas para muitos, não.

Um estudo com 2.635 participantes, que avaliou a qualidade do sono na população geral brasileira, identificou que 65,5% das pessoas dormiam mal. Os mais jovens, com menos de 55 anos, revelaram dormir menos do que os mais velhos, acredito que pela vida mais cheia de compromissos. Mulheres e moradores das regiões mais populosas do nosso país, seguindo a região centro-oeste, sul e sudeste, dormiam pior, tinham mais dificuldade para dormir e se queixavam de insônia. O uso de smartphones e mídia social também estava relacionado ao tempo e à má qualidade do sono. Esse estudo também mostrou que dormir junto ou com um colega de quarto dormindo em outra cama pode ter relação com a piora na qualidade do sono.

Mas o que realmente chamou atenção foi a constatação de que dois terços dos brasileiros dormem mal, de acordo com o *Pittsburgh Sleep Quality Index* (PSQI), questionário autorrelatado que avaliou a qualidade do sono dos pacientes durante um mês. No Brasil, as principais

SUPERSONO

queixas foram: (1) maior tempo para adormecer, (2) manter o sono durante toda a noite e (3) duração do sono (pelo menos 7 horas).[2] As causas para tantas noites maldormidas podem ser muitas. Problemas emocionais, estresse financeiro, perda familiar, divórcio ou trabalho em turnos são alguns exemplos, assim como certas comorbidades psiquiátricas como ansiedade, depressão e abuso de substâncias. Além disso, algumas pessoas com características de personalidade, como perfeccionismo, preocupação excessiva e neuroticismo (com tendência para emoções negativas e menor estabilidade emocional), são mais propensas a desenvolver distúrbios do sono. Com a pandemia de Covid-19, que trouxe estresse, confinamento, maiores preocupações com a saúde, maior apelo à fragilidade da vida e questões socioeconômicas, houve um aumento exponencial de distúrbios psiquiátricos como ansiedade, depressão e transtorno de estresse pós-traumático e, consequentemente, muito mais dificuldades no sono.

A interação entre a ansiedade e o sono é bidirecional, o que quer dizer que ambos se influenciam. Problemas de sono geram ansiedade, e esta pode prejudicar os padrões do sono. Ambos interferem nas funções emocionais, psicológicas e físicas. A relação entre eles é tão próxima que a insônia é um dos sintomas mais comuns dos transtornos de ansiedade, principalmente a dificuldade para iniciar o sono.

Outros fatores que espantam o sono de qualidade podem estar relacionados a maus hábitos que favorecem uma rotina agitada, estressante e regada a hiperestímulos; ou a questões clínicas, como asma, bronquite crônica, apneia do sono, doença cardíaca, alterações de tireoide e problemas digestivos, como refluxo gastro-esofágico, ou a ambos.

Mais tempo na tela, menos tempo na cama

A rotina é essencial para o bom funcionamento do corpo, e a ausência dela pode confundir os sistemas. Algumas mudanças recentes nos modelos de trabalho, como a popularização do home office, no entanto, promoveram o efeito da "falta de rotina". Infinitas reuniões on-line e falta de limite no horário de trabalho, por exemplo, têm atrapalhado o sono de muita gente.

Antes do confinamento, a regularidade na hora de dormir e acordar era parte da obrigação social. Ao trabalhar em casa, o sono passou a ser

SONO NÃO É LUXO, É NECESSIDADE BIOLÓGICA INEGOCIÁVEL

mais irregular e as dificuldades se instalaram. Além disso, com o isolamento social imposto pela pandemia de Covid-19, houve um enorme aumento do tempo que passamos conectados e, por consequência, maior exposição a telas, redução do tempo de sono e piora da sua qualidade.

Naquele mesmo estudo que revelou que a maioria dos brasileiros dormem mal, para mulheres de algumas regiões, o uso de smartphone e redes sociais esteve ligado à dificuldade para dormir e à insônia. Essa descoberta faz parte de uma série de estudos que vêm demonstrando a associação entre tempo gasto on-line e sono ruim.[3]

E se engana quem pensa que apenas a luz das telas é prejudicial. Se você acende a luz a cada vez que se levanta, pode estar induzindo a noctúria, a vontade de urinar frequente que acontece durante a noite. A exposição à luz no meio da noite envia um sinal de luz do sol para o nosso principal relógio biológico e você pode se preparar para mais visitas ao banheiro. Isso acontece por causa do ritmo circadiano e do seu cronotipo (como veremos no Capítulo 5).

Os estadunidenses ganhadores do Prêmio Nobel de Medicina em 2017, Jeffrey C. Hall, Michael Rosbash e Michael W. Young, estudaram a base genética e os mecanismos moleculares que controlam o ritmo circadiano, também conhecido como relógio biológico. Os premiados explicaram como plantas, animais e humanos adaptaram esse ritmo às diversas fases do dia geradas pela rotação da Terra. Mas isso tudo não ocorreu do dia para a noite, foi um processo, semelhante a este que estamos construindo até aqui.

As crianças e eu aqui em casa descobrimos isso em especial com a "dorme dormideira para acordar segunda-feira" há pouco tempo. O astrônomo francês Jean Jacques de Mairan fez essa descoberta importante em biologia em 1729. Ao lado da luneta que usava para observar os astros, ele mantinha um vaso com a planta *Mimosa pudica*, a popular sensitiva ou dormideira, que fecha suas folhas quando alguém as toca. Depois, Mairan colocou a planta em total escuridão e observou que, independentemente de estar dia ou não, as folhas continuavam no mesmo ciclo. Isso levou à conclusão de que o ritmo circadiano é um mecanismo de controle interno e não depende exclusivamente dos fatores externos, do ambiente. Com isso, constatou que os organismos gerenciados pela alternância entre dia e noite

SUPERSONO

deveriam ter desenvolvido uma forma intrínseca (uma característica endógena) de regular os ritmos circadianos: o relógio biológico. Em seguida, diversas pesquisas revelaram que nós também sofremos interferência do ciclo claro-escuro.

Nos anos 1970, pesquisadores demonstraram que mutações em um gene que controlava o ritmo circadiano provocavam disfunções em moscas. O gene foi chamado de *"period"*. Finalmente, os laureados de 2017 do Nobel de Medicina conseguiram identificar o gene e a proteína produzida por ele, que chamaram de "PER". Os premiados isolaram o gene que controla o ritmo interno diário dos seres vivos, e depois mostraram que esse gene fornece informações para que o corpo fabrique uma proteína que se acumula nas células durante a noite e vai se degradando durante o dia. Quando esse mecanismo está desregulado, nossa saúde e nosso bem-estar são afetados. O ritmo e a regularidade do sono e das práticas que temos na vigília são reguladores de muitos processos celulares e esse desarranjo atrapalha tudo.

Os distúrbios do ritmo circadiano e os avanços e atrasos de fase de sono, não respeitando os ciclos dia e noite, têm acontecido cada vez mais perto de nós. Quem tem filho adolescente conhece bem o hábito de dormir muito tarde e se expor excessivamente ao brilho das telas durante a noite. A luz é um sincronizador muito poderoso. Além disso, os jovens veem seu sono prejudicado pelos horários de início das atividades escolares, principalmente aqueles que estudam pela manhã; bem como pelos comportamentos sociais e pela exposição a smartphone, TV, videogame e internet à noite; e pela inserção de muitos deles precocemente no mercado de trabalho, o que os obriga a estudar à noite e trabalhar durante o dia. As consequências negativas não demoram para chegar, com aumento do sono de dia e problemas de atenção e aprendizado, causados pela privação crônica do sono. Esse padrão de sono atrasado é fisiológico na adolescência, por reconhecida tendência a dormir e acordar mais tarde, mas torna-se um problema se continua na vida adulta. Não há causa definida para tal comportamento, embora hipóteses como sensibilidade à luz alterada durante a puberdade, somada à baixa exposição à luz pela manhã, horários de trabalho não regulares, maus hábitos sociais e cronotipo individual, principalmente o vespertino, possam estar relacionadas.

SONO NÃO É LUXO, É NECESSIDADE BIOLÓGICA INEGOCIÁVEL

Quando já existe outro diagnóstico

Além dos maus hábitos, questões clínicas também podem atrapalhar bastante a harmonia do sono, como dor crônica; insuficiência cardíaca, com necessidade de dormir sentado ou com vários travesseiros; doenças pulmonares não tratadas, como tosse ou chiado da crise de asma ou da doença pulmonar obstrutiva crônica. Problemas de pele, urticária, dermatite atópica e outras condições que causam prurido podem interromper frequentemente o seu descanso. O prurido geralmente exibe exacerbação noturna, perturbando os padrões normais e a qualidade do sono, que pode resultar em problemas de saúde física e mental, bem como em sonolência diurna e cansaço com impacto social e da produtividade no trabalho.[4]

O sono dos justos, aquela tradução de sono profundo e tranquilo, também é menos comum quando existe obstrução nasal, que ocorre quando os vasos sanguíneos do tecido nasal sofrem uma inflamação, irritação ou infecção. Com isso, o ar não entra corretamente nas vias aéreas e o processo de respiração não acontece como deveria. Essa situação atrapalha ainda mais se associada a espirros, coriza e prurido nasal e ocular, sintomas de rinite alérgica, uma condição de saúde, que pode ser passageira ou crônica, mas que reconhecidamente prejudica muito o sono. O problema também aparece na primavera, em regiões em que há liberação do pólen das flores e quando o clima está muito seco, especialmente no inverno ou mesmo nas mudanças bruscas de temperatura.

Há também os distúrbios que causam incômodo ou desconforto, como dores articulares no ombro, na coluna ou no quadril, ou distúrbios motores do sono, como o movimento dos membros durante o período de sono (quando a pessoa dorme balançando as pernas ou mesmo fazendo pequenas contrações da musculatura dos dedos dos pés ou das pernas). Esses movimentos estão relacionados ao aumento da pressão arterial e conheço bem porque o meu pai – a quem chamo de "culpado" por este livro – dormia assim. Lembro-me desde criança, principalmente durante os cochilos da tarde que ele sempre adotava, de seu dedo do pé, que ficava balançando, ritmicamente, como se ele estivesse ouvindo uma música. Depois de muitos anos,

SUPERSONO

após o término do curso médico, entendi o que aquilo realmente significava. Ele também tinha a Doença de Willis-Ekbom, infelizmente a ainda desconhecida síndrome das pernas inquietas. Uma vez que os movimentos de pernas também se associam com frequência à apneia do sono, isso era exatamente o que atrapalhava muito o sono dele. Associando tudo isso, os movimentos dos membros e as pausas respiratórias, talvez fosse possível justificar aquele hábito de cochilar todos os dias após o almoço, que acompanhou a sua vida quase toda, além de encontrar o reforço causal da diabetes da diabetes que surgiu com a idade, da obesidade e dos outros marcadores de síndrome metabólica que certamente encurtaram a sua vida.

Outros impeditivos para uma boa noite de sono podem estar relacionados a condições neurológicas, como o Parkinson ou a demência; a sintomas digestivos, como azia, má digestão e sinais clínicos de refluxo gastroesofágico – estes últimos são mestres em fragmentar o seu sono! Essa fragmentação dificulta os ciclos adequados dos estágios mais profundos do sono, e o despertar frequente gera respostas metabólicas, inflamatórias e de estresse que podem afetar o funcionamento físico, emocional e mental.

Para os que acordam bravos porque levantam uma vez para ir ao banheiro, e outros resilientes que acordam três, quatro ou cinco vezes, existem muitas razões para a micção excessiva noturna, a noctúria, como diabetes mal controlada, apneia do sono, algumas medicações de uso contínuo, maior uso de cafeína, exposição persistente à luz durante a noite e o próprio ritmo circadiano. Produzimos o hormônio antidiurético, chamado ADH, durante todo o ciclo de vinte e quatro horas, mas especialmente à noite, e ainda mais no final do nosso sono. Isso mantém o corpo hidratado e reduz a necessidade de urinar à noite. Se o seu relógio biológico estiver desalinhado com o seu horário de sono estabelecido ou se o sono é mais superficial, você pode não estar secretando o hormônio o suficiente nos horários apropriados, provocando idas mais frequentes ao banheiro.

Certa vez, atendi um carreteiro cheio de histórias de vida. Um motorista de carreta que já trabalha há anos nas estradas deste país continental. Ele veio até mim porque tinha receio de não ser aprovado na avaliação relativa a distúrbios do sono que vem sendo realizada juntamente com

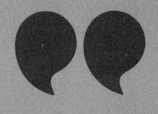 A rotina é essencial para o bom funcionamento do corpo e para um bom sono.

SUPERSONO

os demais exames de aptidão física e mental desde a resolução 267 do Conselho Nacional de Trânsito (Contran), que estabelece a avaliação de distúrbios do sono para os candidatos que forem realizar renovação e mudança da carteira de motorista para as categorias C (caminhão), D (ônibus) e E (carreta). Queixava-se de sonolência diurna e cansaço, além do uso dos estimulantes "Rebite" e da cafeína, principalmente quando tinha prazos apertados para cumprir. O diagnóstico de apneia do sono grave, feito em 2013, data da primeira vez em que estivemos juntos, com 114 paradas respiratórias por hora de sono, já estava corrigido. Com o CPAP (pressão positiva contínua nas vias aéreas), um aparelho que usa durante o seu sono, o índice das apneias por hora de sono, que chamamos índice de apneia e hipopneia (IAH), mostrava 1,4 apneia por hora, índice normal (um índice menor que cinco eventos por hora de sono pode ocorrer em todos os adultos e é considerado normal). Antes do tratamento, o paciente afirmava que dormia em qualquer lugar, em pé, sentado, onde estivesse. E depois de alguns anos de uso do CPAP, voltou a ter queixa de sonolência diurna, não tão intensa, mas que o incomodava e preocupava. Estava há um tempo sem vir ao consultório e ao laboratório do sono, mas retornou e efetuamos a leitura do aparelho de CPAP, uma forma de acompanhar a aderência ao tratamento. Trazia um relatório de dar inveja, com 96% de uso em mais de 1.300 dias avaliados, quase sete horas de sono, além do controle total das apneias. O ronco e a apneia do sono não eram mais a causa. Era necessário procurar outros porquês para o sono exagerado e desânimo durante o dia.

E assim foi feito. Descobrimos que o nível de hormônio tireoestimulante estava muito baixo, um diagnóstico de hipotireoidismo grave. São dias em que aprendo com eles muito mais do que por mim, aliás, quase sempre é assim. É necessário reconhecer que cada vez mais uma consulta deve envolver uma boa conversa, um olhar e um exame cuidadoso e uma vontade enorme de ajudar o outro.

Não podemos nos esquecer de tornar importantes os fatores intrínsecos ou internos – diretamente relacionados aos distúrbios do sono, que podem ser causadores diretos de um sono não reparador como neste caso do distúrbio respiratório do sono, em que o paciente apresentava 114 apneias por hora. A última Classificação Internacional de Distúrbios do Sono (CIDS-3) da Academia Americana de Medicina do Sono, publicada em 2014, classifica os distúrbios em sete grandes grupos: insônia, distúrbios respiratórios do sono, parassonias, hipersonias, distúrbios do ritmo circadiano, distúrbios motores relacionados ao sono, além de outros distúrbios menos comuns.

Ninguém conta com mais de um diagnóstico ao mesmo tempo, mas isso pode acontecer e a presença de ronco, apneia do sono, insônia e movimento de pernas pode vir junto, com a presença de asma, rinite alérgica, doença cardíaca ou neurológica, e o impacto em sua vida pode ser catastrófico, digno de um sono não reparador, um sono que não descansa.

Você realmente dorme bem?

Agora, faço a você uma pergunta fundamental: você realmente dorme bem? Pelo menos uma vez por semana, ouço de pacientes roncadores e apneicos que eles dormem em qualquer lugar e sob quaisquer condições e que têm a sensação de que isso é uma dádiva, um prêmio da criação. Mas a verdade é que não é bem assim. O roncador certamente achará que não ronca. Afinal, ronco não é sintoma nem sinal clínico que a própria pessoa identifica, porque quase sempre depende de um relato do outro, do parceiro de quarto. O roncador está dormindo e conscientemente não processa o barulho gerado pela dificuldade de passagem de ar pelo seu nariz e garganta. O que ocorre é o despertar no meio da noite, depois de dezenas ou centenas de microdespertares, que acabam ocorrendo depois de cada dificuldade de passagem do ar, para que o ronco ressuscitante tente manter a oxigenação normal e nada de pior aconteça. Mas o apneico acredita que desperta por estar mais preocupado ou ansioso. Na verdade, o diagnóstico de apneia obstrutiva vai ocorrer anos mais tarde depois de uma vida toda dormindo pouco e mal. Ficou assustado?

Quem dorme rápido também costuma achar que dorme bem – e já adianto a você: essa relação de causa-efeito é falsa. Dormir rápido pode sugerir que seu cérebro está faminto para adormecer e está fazendo todos os esforços para conseguir o que almeja o mais breve possível. Esse mesmo processo também contribui para a capacidade de cochilar a qualquer hora e circunstância. Adormecer relativamente rápido, em

SUPERSONO

poucos minutos ou segundos, em vez de dez ou trinta minutos depois, pode ter relação com uma privação de qualidade ou quantidade do sono, denunciando sonolência excessiva, mas que muitos acham que é normal. Ou ainda, se você é alguém que tende a dormir sem quase nenhuma lembrança de ter colocado a cabeça no travesseiro, pode até se considerar sortudo – afinal, lutar para iniciar o sono pode ser incrivelmente frustrante, para não dizer angustiante, e contribuir tanto para o sono quanto para o cansaço no dia seguinte. Porém, na verdade, o adormecer rápido demais pode ser um dos sinais mais sorrateiros de que seu corpo está operando em um estado privado de sono, mesmo quando você acredita que não tenha problemas com ele.

Dormir mal impacta negativamente a nossa vida. Distúrbios como a insônia, incapacidade de adormecer ou permanecer dormindo, como descrevi antes, e a apneia do sono, distúrbio que faz com que a respiração pare brevemente e com frequência durante a noite, com interrupção do fornecimento de oxigênio ao cérebro dezenas ou centenas de vezes, têm sido associados a cansaço, problemas de neblina cerebral, perda de memória e demência. O cérebro fica estressado pela interrupção do oxigênio, promovendo despertares tanto conscientes quanto inconscientes, que muitas vezes só detectamos no exame de eletroencefalograma durante um registro da polissonografia, o exame do sono.

Se você está aqui, imagino que tenha lutado com o sono e identificar as causas dessas perturbações é o primeiro passo para resolver o problema. Por isso, não basta apenas considerar como você se sente quando acorda de manhã, se revigorado e satisfeito, o que pode ser um bom sinal de que você obteve quantidade e qualidade suficientes de sono ou não, porque isso depende da sua percepção do sono. Pode acontecer de você garantir que não dormiu nada, mas seu companheiro de quarto denuncia seu sono a noite toda, e você não reclama de sonolência no dia seguinte. Percepção diferente da realidade, porque quem não dorme não vai ter sua rotina pós-sono blindada e chamamos de percepção errada do sono ou má percepção do sono a sensação de não ter dormido, mesmo que o sono tenha acontecido de fato. A percepção do sono é uma informação subjetiva que envolve processos mentais, memória e questões de bem-estar diurno, e sua mensuração pode ser útil para a existência ou não de problemas com

SONO NÃO É LUXO, É NECESSIDADE BIOLÓGICA INEGOCIÁVEL

o sono. É através dela que analisamos nosso sono, primeiro passo para ter uma vida plena, com mais vitalidade e longeva.

APONTE A CÂMERA DO SEU CELULAR PARA O QR CODE E TESTE A QUALIDADE DO SEU SONO.

Muitos dormem adequadamente e têm sono reparador, mas desejavam dormir mais rápido, ou por mais tempo ou mesmo não despertar nenhuma vez durante a noite. Por isso, refletir, conversar sobre o seu sono e estruturar habilidades pode desmistificar e devolver a você a tranquilidade de uma noite perfeita.

Sono que transforma

Como vimos, muitos fatores podem afetar o sono, incluindo pressões sociais e até o horário do nascer e do pôr do sol, mas o que permitirá a mudança necessária é sua atitude, essencial para melhorar sua vida. Você não vai criar seu sono bom por geração espontânea como proposto por Lamarck e nem por Darwin, como uma teoria evolutiva da espécie. Construir um sono de qualidade depende de você. Mudar o comportamento é fundamental para o resultado desejado. Os comportamentos em saúde estão muito relacionados aos hábitos difíceis de manter, uma vez que não possuem recompensas imediatas, apesar da alta chance de consequências positivas pela escolha, como, por exemplo, estar realmente engajado na atividade física e ter melhora do padrão do sono no primeiro dia. Geralmente não é fácil porque o que inicia a mudança não é o mesmo que a sustenta, é o equilíbrio da expectativa com a experiência, é a rotina. Nós desejamos prever e entender a mudança, sempre na tentativa de estar no controle, que sabemos não existir até porque mudamos o tempo todo, estamos em transição, evoluindo. Já os comportamentos difíceis de reduzir são reforçados por uma antecipação de experiência agradável, em que a própria expectativa já basta para manter o hábito. O uso da mídia digital ou mesmo "maratonar" uma série na televisão invadindo a madrugada são exemplos que impedem você de ter um início de sono regular, comportamento que exige esforço, resistência pelo prazer imediato, mas, se a longo prazo os resultados serão recompensadores, vale ajustar. Concorda?

SUPERSONO

A mudança pode ser instalar uma janela antirruído no quarto silencioso, deixar a temperatura do quarto agradável ou se conectar à natureza vendo a noite chegar. A transformação pode acontecer na hora de colocar seu pijama e se deitar no enorme colchão ergonômico, com seu supertravesseiro para apoio da cabeça e pernas e ainda puxar o edredom pesado que o abraça e o ajuda a dormir. Mesmo que ainda não possua todos esses recursos, você tem o seu estilo de vida, um instrumento poderoso, o maior deles. Você pode morar em um lar seguro, com quartos separados para toda a família, não demorar horas para chegar ao trabalho e para voltar para casa, mas se preocupar com carnês, dívidas e violência, o que dificulta as horas de tranquilidade e paz que separam os seus dias. Tenha certeza de que não é só uma questão de poder ter tudo isso. Não basta ter conforto, dinheiro, tempo – nem somente motivação. É preciso equilíbrio, educação emocional, disciplina e prontidão para a mudança.

É muito mais que uma questão de prática comportamental e ambiental, há de se considerar que, para alcançarmos o sono saudável, esse padrão multidimensional do ciclo sono-vigília precisa estar adaptado às nossas demandas, biopsicossociais, espirituais e ambientais, capazes de proporcionar o bem-estar físico e mental que merecemos.

Nos últimos anos, o sono tem deixado de ser o inimigo dos resultados e tem se tornado objeto de desejo, a ponte para o melhor desempenho na academia, nos estudos e no trabalho, a chave para a atenção plena, o melhor foco, a memória e a produtividade. Em vez de ignorá-lo ou criticá-lo, apostam-se nele todas as fichas. Oito horas de sono importam mais para avançar e ter resultados do que mais horas de trabalho, e a questão agora é a busca por soluções rápidas para dormir, tomar uma medicação vira opção de escolha – aquela história de que "para tudo se tem um remédio". Mas, no sono, não é bem assim que deve ser.

O grande mestre dr. Allan Rechtschaffen, pioneiro da pesquisa do sono, disse certa vez: "Se o sono não tem uma função absolutamente vital, então é o maior erro que o processo evolutivo já cometeu". Dormir não é apenas algo que temos de fazer, o sono é essencial como a água, a comida e o oxigênio. Dormir bem pode transformar nossas vidas, o sono não é tudo, mas é só o que importa. Respeite suas horas de descanso, o horário de dormir precisa ser inegociável.

CAPÍTULO 3

O SONO DOS SEUS SONHOS É POSSÍVEL

UM SONO QUE NÃO DESCANSA, QUE NÃO REVIgora, não é desejo de ninguém. O poder de uma boa noite de sono é reconhecido pelo seu desempenho durante suas atividades, pelo foco, pela produtividade, pelo bom humor, pela rotina mais ativa e saudável e pelo jeito mágico de conduzir a sua vida. E quem não quer viver assim?

Enquanto dormimos, o que fica embaixo da ponta do iceberg, restante que poucos conhecem, são as atividades que acontecem e são fundamentais para a manutenção de um bom funcionamento das nossas máquinas celulares. É a recarga do sistema imunológico, a produção e a liberação de hormônios, a termorregulação, a preservação dos neurônios, o processamento de informações emocionais e de aprendizado, a consolidação dessas experiências em memórias, o esquecimento do que não devemos lembrar, o fortalecimento de nossa saúde mental e a limpeza de toxinas. Estas são algumas das funções do sono. Nesse período, o cérebro descarta células mortas e moléculas da proteína beta-amiloide, cujo acúmulo atrapalha conexões neurais e pode resultar no desenvolvimento da doença de Alzheimer. Em outras palavras, nossa mente aproveita que as luzes estão apagadas para fazer uma boa limpeza e jogar fora o que não precisa. Isso também funciona para as informações a serem armazenadas, porque é durante o sono que escolhemos o que vamos guardar e o que pode ser esquecido. O sono é importante para o nosso aprendizado, mas também serve para esquecermos

SUPERSONO

nossos traumas. Por isso tenho dito que não é o tempo que cura as feridas, é nosso sono profundo, o REM e os sonhos que promovem uma terapia autoinduzida que proporciona recuperação emocional e melhora nossa saúde mental. Machado de Assis estava certo em um dos contos de sua obra *Papéis Avulsos*, decisiva na constituição do cânone do autor: "Esquecer é uma necessidade. A vida é uma lousa, em que o destino, para escrever um novo caso, precisa de apagar o caso escrito". Ele, com sua genialidade, humor paródico e relativismo cético, antecipou em muito o que a ciência comprovou muitos anos mais tarde.

As memórias nos tornam quem somos, elas nos ajudam a compreender o mundo e a entender melhor o que pode acontecer. O esquecimento não é um processo passivo no qual as memórias não utilizadas são descartadas. Algumas evidências começaram a apresentar a ideia revolucionária de que o cérebro é construído para esquecer. A perda das memórias não é um processo passivo, mas, ao contrário, um mecanismo ativo que reforça que para ter uma boa memória, você precisa esquecer.[1]

O cérebro apaga algumas memórias enquanto dormimos. Isso acontece pela liberação de uma substância (o ácido gama-aminobutírico), que enfraquece as ligações entre os neurônios que formam nossas lembranças. A escolha não é aleatória, o cérebro faz escolhas entre as memórias que devem ser ou não armazenadas. Talvez exista a preferência por memórias mais fortes, aquelas que possuam relações com outras memórias antigas e então as menos importantes são descartadas. Assim, esquecemos o irrelevante e abrimos mais espaço para outras lembranças. Essa faxina no compartimento de memórias do cérebro acontece na terceira fase, no sono não REM, a fase mais profunda, que geralmente antecede o início da fase dos sonhos. Talvez seja por isso que os sonhos podem se apresentar com memórias distorcidas, misturadas com desejos reprimidos e outros cenários mais complexos para quem deseja traduzi-los. Do ponto de vista cognitivo, esquecer pode ser tão importante quanto lembrar e os sonhos auxiliam nesses ajustes do aprendizado. É preciso esquecer o não importante e consolidar memórias relevantes para reorganizar os arquivos mentais.

O SONO DOS SEUS SONHOS É POSSÍVEL

Sonhar é tão importante quanto dormir

Há alguns anos ministrei uma série de palestras na sede operacional da Petrobras em Macaé, Rio de Janeiro, e fiquei impactado com a resposta quando perguntava sobre sonhos. Quase todos tinham sonhos quando acordados, perspectivas, tinham projeções do futuro. Mas a maioria não se lembrava de seus sonhos durante o sono. Quando perguntei se sonhavam regularmente e se recordavam-se de seus sonhos, disseram que não. Sonhavam apenas acordados. Sonhos acontecem em fases profundas do sono, principalmente no REM. Não sonhar pode denunciar isso, pode revelar um sono provavelmente ruim, um sono que não nos faz descansar.

As evidências atuais apoiam a recomendação geral de que se tenha em torno de oito horas de sono por noite regularmente para promover a saúde ideal, respeitando-se a variabilidade individual na necessidade de sono, que é influenciada por fatores genéticos, biológicos, sociais, comportamentais e ambientais. O sono bom não significa simplesmente não ter os conhecidos distúrbios do sono, assim como o conceito mais amplo de saúde não significa apenas ausência de doenças. O sono saudável requer duração adequada, qualidade, profundidade, continuidade e regularidade apropriadas, mas também precisamos dos sonhos. Afinal, o que seria de nós sem eles?

Em maio de 2013, fui convidado para palestrar e participar de uma mesa-redonda sobre neurociências e sono ao lado do neurobiólogo Sidarta Ribeiro, um encontro promovido pela revista *Mente e cérebro*, da Duetto Editorial, no Rio de Janeiro, chamado "Anatomia do sono". Tratei da abordagem terapêutica dos principais distúrbios do sono e ele, mais do que apenas sobre sono, falou sobre sonho e memória. Dizia que sonhar com um futuro melhor estava na essência do sonhar, durante o sono ou na vigília. Discursou sobre o sonho como sendo um verdadeiro "oráculo biológico" capaz de orientar e aconselhar quanto às melhores decisões a serem tomadas no mundo real e explicou que sonhar recruta áreas cerebrais relacionadas

SUPERSONO

com empatia, capazes de contrabalançar as inclinações violentas herdadas da ancestralidade humana.

Para começar essa jornada de cocriação de sua saúde é fundamental sonhar. Respeito as teorias espiritualistas e místicas, no entanto, do ponto de vista puramente científico, o sonho é uma criação e uma vivência universal, cerebral e fisiológica. Sonhamos em torno de quatro ou cinco vezes por noite, com duração variável e principalmente na fase dos movimentos rápidos dos olhos, o sono REM. Eles começam curtos (duram de três a quatro minutos) e vão ficando mais intensos e prolongados na segunda metade da noite, chegando a quase uma hora no início da manhã. Para que nos lembremos do seu conteúdo, precisamos acordar durante o sonho ou bem próximo dele. O sonho apresenta diversas funções: é um exercício de criatividade, confrontação de dilemas conscientes e inconscientes e até mesmo uma forma de autoconhecimento.

O cérebro é construído para esquecer e isso ocorre também no sono REM, em que o cérebro promove uma espécie de terapia autoinduzida. Para que tenhamos uma memória adequada, precisamos esquecer. Esquecer ajuda a viver no presente, aprender coisas novas, relevar outras e perdoar. Isso nos permite seguir em frente e tentar prever as possibilidades, com a certeza consciente do não controle do todo. A memória, em primeiro lugar, existe para que seja feita uma análise sobre o mundo, atualizando nosso aprendizado e nos fazendo esquecer para nos levar a uma melhor tomada de decisão.[2] As memórias nos tornam quem somos.

Um sono de qualidade é duradouro, regular, cíclico com profundidade e contínuo

O sono é essencial para a saúde física, o desempenho cognitivo e o funcionamento diurno. O modelo mais amplo para avaliar o padrão de sono-vigília é composto de seis dimensões: duração do sono, continuidade, regularidade, qualidade, estado de alerta/sonolência e satisfação. Cada dimensão parece ser individualmente relevante

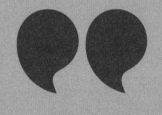

O sono saudável requer duração adequada, qualidade, profundidade, continuidade e regularidade apropriados.

SUPERSONO

para a saúde. Essa abordagem foi proposta para atuar como um quadro de referência positivo para indicar o quão bem você está dormindo, uma vez que o sono adequado é essencial para a saúde e o bem-estar.

Dentre essas dimensões, a duração é a medida mais utilizada para relacionar o sono à saúde. O Departamento de Saúde e Serviços Humanos dos Estados Unidos criou um objetivo na Saúde do Sono: aumentar a proporção de adultos que dormem o suficiente no *Healthy People 2020*, uma iniciativa federal para melhorar a saúde do país. A recomendação sobre a duração do sono, que promove a ótima saúde em adultos de dezoito a sessenta anos, considerou nove categorias de saúde com as melhores evidências científicas em relação a esse quesito: saúde geral, saúde cardiovascular, saúde metabólica, saúde mental, função imunológica, desempenho humano, câncer, dor e mortalidade. Fico impressionado com a relação do sono com tudo isso!

O sono é um processo ativo, no qual estruturas cerebrais específicas são ativadas durante fases do sono e desativadas durante outras fases dele. Os estágios normais do sono incluem o sono de movimento não rápido dos olhos (NREM) e sono de movimento rápido dos olhos (REM), diferentes não somente no eletroencefalograma. O estágio NREM ocupa 75% do tempo de sono e o REM, cerca de 25%. O estágio NREM é subdividido em três fases: N1, N2 e N3. A fase N1 se caracteriza pela presença de ondas cerebrais de baixa frequência e amplitude, redução da atividade muscular em relação à vigília e movimentos oculares lentos até chegarem às ondas lentas na fase N3, ao passo que no REM, além da atividade cerebral característica, acrescenta-se também a atonia muscular.

Um ciclo de sono dura aproximadamente noventa minutos, e estes ciclos ocorrem quatro ou cinco vezes por noite. Um ciclo de sono equilibrado e adequado é um dos principais fatores que determinam a qualidade de vida humana. A sequência normal dos estágios geralmente é: vigília à N1, à N2, à N3, ao REM. Em relação ao tempo total de sono, essas fases costumam apresentar proporção pouco variável: N1 até 5%, N2, 45-55%, N3, 15-25% e REM, 20-25%. Pacientes mais idosos podem apresentar diminuição dos estágios profundos

O SONO DOS SEUS SONHOS É POSSÍVEL

do sono, N3 e REM, com aumento dos estágios N1 e N2, ao passo que em crianças acontece o contrário.

Assim como a duração, o sono proporciona dias muito melhores quando regular e contínuo, com ciclos de sono profundo e superficial, cerca de quatro a cinco ciclos completos de sono, passando pelas fases e consolidando o seu mecanismo reparador. Ter horário para deitar-se e desacelerar, para dormir e para acordar e evitar interrupções durante o sono é essencial para um dia muito mais produtivo e com menos flutuações no estado de alerta, ora com sonolência e necessidade de uso de estimulantes, ora com hipervigilância em horários inadequados, dificultando o início e a manutenção do período de descanso, por exemplo.

Um mundo que dorme bem é um mundo mais feliz

Bem-estar e felicidade dependem daquilo que sentimos sobre nós mesmos, nossas conquistas, nossas realizações, nosso momento de vida e nossos pensamentos, pois eles estão por trás das nossas emoções. Por isso, manter estados emocionais positivos é ponto crucial para sermos felizes. A escolha das pessoas que estarão por perto de nós e a forma como nos relacionamos também devem priorizar os aspectos positivos para reforçar os relacionamentos positivos. Sempre vale a pena nos cercarmos de quem nos dá força e nos ajuda a aprimorar nossas qualidades e a corrigir nossas falhas. O melhor preditor de saúde física, bem-estar e longevidade é o número e a qualidade de amizades próximas. Esse sentimento de felicidade, satisfação com a vida e confiança só acontece em quem dorme bem. Não à toa a Sociedade Mundial do Sono (World Sleep Society), em uma de suas últimas campanhas, escolheu o tema "Sono de qualidade, mente sã, mundo feliz".

Uma boa noite de descanso pode literalmente limpar a mente e restaurar sua saúde. Reconhecer e compreender os problemas nos seus hábitos do sono, os distúrbios mais comuns, ajustar condutas da sua rotina e buscar auxílio especializado, se for o caso, é essencial para melhorar a qualidade do seu sono.

SUPERSONO

Então, identifique e aceite o problema, reflita sobre ele, analise suas consequências, remova barreiras, estabeleça instrumentos para a ação de acordo com seus valores e se comprometa com a mudança desejada. Seja com motivação (autodeterminação, interesse e capacidade de realizar), seja com disciplina, reprograme seu sono, mude sua vida.

CAPÍTULO 4

COLOCANDO
OS LADRÕES
DO SONO
MAIS COMUNS
NA PAREDE

VOCÊ JÁ FALOU ENQUANTO DORMIA? TEM AQUELE

tio que ronca sempre que cochila depois do almoço no encontro em família? Ou, então, já ouviu alguma história de sonambulismo? O sono e sua interface permeiam a vida de todos nós. Problemas relacionados ao sono costumam ser subnotificados, subdiagnosticados e subtratados, o que significa que, muitas vezes, eles não recebem a devida importância. Porém, tudo o que impede um sono de qualidade pode interferir – e muito! – no desenvolvimento físico, cognitivo, emocional, social e até financeiro.

Apesar de alguns transtornos do sono serem considerados inofensivos e até mesmo anedóticos, eles podem prejudicar tanto o sono da pessoa que sofre com o problema quanto o sono de seu companheiro de quarto ou mesmo a relação a dois. Certa vez, atendi uma paciente que precisava que eu conversasse com seu esposo por uma situação que, para eles, parecia constrangedora. Ela havia sonhado e repetido o nome de outra pessoa durante seu sonho diversas vezes, a ponto de despertar o seu companheiro de cama que não era chamado por aquele nome. Ele aguardou até o fim do que parecia ser um sonho e a despertou, contando o acontecido. Desde então, começaram a surgir dúvidas e desconfianças no casamento que nunca tinham sido questionadas. Quase tivemos problemas maiores, mas conversamos juntos e sanamos o que estava claro naquela situação. O que certamente auxiliou muito no processo foi a relação conjugal muito consolidada dos dois, a prática religiosa e

SUPERSONO

a espiritualidade que reforçaram muito o casal como literalmente sendo um só. Eles seguem sendo exemplo.

Não controlamos todo o processo do nosso sono e menos ainda dos sonhos, mas podemos atrapalhar ou ser prejudicados por eles. Vou apresentar a você alguns dos transtornos mais comuns. Será que você se identifica com algum deles? Ou com mais de um, talvez?

Meu nariz, ou será que a minha garganta, me atrapalha dormir – o ronco

Nas boas conversas que tenho no consultório, certa vez ouvi da esposa de um paciente as estratégias que ela adotava para o marido parar de roncar. Primeiro, pedia a ele que mudasse de posição, para não ficar deitado de barriga para cima. Depois, pedia a ele que mudasse de lado, e, por fim, nem de bruços o barulho era interrompido. Ele roncava alto e incessantemente. Esse cenário se repetindo durante a noite, que prejudicava tanto o sono dela quanto o do próprio paciente, era o causador de inúmeras queixas dele, como falta de energia, cansaço, fadiga, dores no corpo ao acordar, dor de cabeça que geralmente melhorava no decorrer do dia, irritabilidade, piora da memória recente e dificuldades na atenção e concentração. Também referia tonturas pela hipotensão postural, queixas sexuais e ansiedade, sua companheira inseparável.

Todos esses sintomas são semelhantes a outros quadros, como o da síndrome de apneia do sono, da síndrome da fadiga crônica, da fibromialgia e até da depressão. Já no aspecto físico, o ronco pode trazer sintomas mais leves, como boca seca ou garganta mais irritada, e sintomas graves, como excesso de sono diurno, menor produtividade e pior desempenho, mais acidentes, maior risco de doenças cardiovasculares, síndrome metabólica, aterosclerose das artérias carótidas, acidente vascular cerebral e aumento da mortalidade por todas essas consequências que vimos agora.

De acordo com a Academia Americana de Medicina do Sono (AASM), a Classificação Internacional de Distúrbios do Sono, em sua 3ª edição (ICSD-3), relaciona o ronco primário como um distúrbio

COLOCANDO OS LADRÕES DO SONO MAIS COMUNS NA PAREDE

respiratório relacionado ao sono. E, dependendo de alguns fatores, você pode ter mais ou menos chance de roncar. São mais propensos ao ronco os filhos de roncadores, os indivíduos com congestão nasal, obstrução ou inflamação das vias aéreas superiores, aqueles com alto índice de massa corporal (IMC) e pessoas que ingerem álcool, drogas ou tabaco. Mas por que isso acontece?

O ronco acontece, primariamente, pela produção de som devido à vibração nas vias respiratórias superiores durante o sono, ou seja, o ar encontra maior resistência para passar pelo espaço, acarretando a obstrução parcial ou total da respiração ao longo do caminho do nariz e da boca até traqueia, brônquios e pulmão. O ronco simples, ou seja, aquele que não é acompanhado de sonolência diurna, fadiga ou apneia obstrutiva do sono, é chamado de ronco primário ou ronco não apneico. Já no que chamamos de Síndrome de Resistência Aumentada de Vias Aéreas Superiores (SRVAS), descrita em 1982, a obstrução de narinas, cavidades nasais, faringe e laringe não é capaz de impedir a passagem do ar,[1] a apneia, mas pode reduzir sua passagem e diminuir a oxigenação do sangue (quadro conhecido como hipopneia).*

Vale reforçar que o ponto de vista cultural de muitos povos do mundo sobre o ronco precisa ser reconstruído. Roncar não é normal, e o correto é respirar pelo nariz. Os indianos afirmam que pelo nariz obtemos o Prana, a energia vital, existente no ambiente. E por isso enfatizam que todo o processo respiratório deve acontecer pelo nariz. Segundo eles: "Respirar pela boca equivale a comer pelo nariz". E você, reconhece a importância da respiração pelo nariz? Vamos a alguns benefícios.

- O nariz inicia a filtragem do ar que respiramos e consegue reter partículas impedindo que elas penetrem nas vias aéreas inferiores.

---

* A SRVAS pode ser clinicamente semelhante à apneia obstrutiva do sono, que acontece por redução do calibre desta via de passagem seja pelas narinas sempre obstruídas, seja pelo tecido mole da garganta mais relaxado, seja pela presença da adenoide ou das amígdalas, reduzindo o fluxo de ar deste canal. Esse aumento do esforço respiratório causa um breve despertar do sono, que muitas vezes não é percebido pela própria pessoa, sendo necessário o exame do sono para detectá-lo no eletroencefalograma.

SUPERSONO

- Aquece o ar equilibrando-o com a temperatura corporal antes que ele chegue aos pulmões (o ar seco e frio pode retardar os mecanismos de higiene dos pulmões e tornar a secreção respiratória mais espessa, além de que respirar pela boca, aumenta o risco de cáries, infecções da boca e garganta e ainda reduz a percepção de sabor dos alimentos).

- Nariz que não funciona direito reduz o sentido do olfato, e você passa ter dificuldade para aproveitar o cheiro das coisas.

- Umidifica o ar, evitando o ressecamento do revestimento da traqueia, dos brônquios e dos pulmões.

A saúde do nariz é fundamental para a respiração. A abordagem cirúrgica nasal para correção do desvio do septo nasal ou remoção do excesso de tecido na mucosa do nariz pode ser obrigatória para aliviar a dificuldade para respirar e dormir bem. Outras vezes, essa dificuldade para passagem do ar ocorre por aumento das adenoides e das amígdalas, que principalmente nas crianças é indicativo de cirurgia quando oferecem obstrução importante da passagem do ar. Somos entidades integradas e uma função não pode ser considerada isolada das demais. Assim, uma alteração na função oral, mesmo que temporária, repercute nas funções locais e gerais, na mastigação, deglutição, fala, respiração, postura e em questões psicossociais. Ignorar a doença nasal, como a rinite alérgica, também aumenta a chance de a pessoa desenvolver asma e, caso você já seja asmático, pode induzir crises ainda mais graves, sem esquecer que asmáticos têm mais ronco e apneias do sono. Não somente por isso é importante limpar bem as narinas. A lavagem nasal deve ser feita com uma solução salina, como o soro fisiológico 0,9%. O indicado é realizar o procedimento ao menos duas vezes ao dia, ao acordar e antes de dormir, e, no inverno e na primavera, mais limpezas podem ser necessárias. Isso tudo porque, se entendermos que nariz limpo é nariz menos entupido e funcionando melhor, cuidar dele faz parte do plano para anular esse ladrão do sono.

COLOCANDO OS LADRÕES DO SONO MAIS COMUNS NA PAREDE

Não sei dormir e respirar ao mesmo tempo – as apneias

Segundo o dicionário *Aurélio*, apneia significa asfixia, respiração excessivamente tênue. É uma palavra que deriva do grego *apnoia*, "falta de ar", de *a-*, negativo, mais *pnein*, "respirar", ligado a *pneuma*, "vento, respiração". Ou seja, a apneia obstrutiva do sono é um distúrbio no qual o paciente apresenta paradas na respiração durante a noite, associadas a roncos, engasgos e um desconforto respiratório. São noites agitadas, com pausas na respiração (pelo bloqueio do fluxo de ar para os pulmões), precedidas por roncos e que acabam em um barulho intenso, que pode despertar o indivíduo e aflige quem está ao redor.

Durante a apneia, quando você tenta respirar mais forte e vencer a obstrução da via aérea, o sistema nervoso parassimpático é predominante, o que reduz a frequência cardíaca, a pressão arterial e o trabalho cardíaco. O problema acontece quando essa obstrução está prestes a terminar, ou seja, durante o despertar no córtex cerebral, quando ocorre uma descarga de adrenalina e um aumento da frequência cardíaca e da pressão arterial. Nesse processo, o fornecimento de oxigênio ao cérebro é interrompido várias centenas de vezes durante a noite e isso faz com que as pessoas acordem. Os ciclos do sono são frequentemente interrompidos e assim o sono não é reparador. Como consequência, a pessoa sente sono e cansaço durante o dia, com necessidade permanente de dormir mais. Imagine só sofrer uma asfixia de mais de dez segundos por minuto, sessenta vezes por hora? Você consegue imaginar se é possível dormir bem assim? Com certeza não!

Temos nessa condição a deficiência da nutrição adequada para cada máquina celular pela falta de oxigênio, como no caso dos tecidos que compõem o sistema nervoso central, gerando um ambiente desfavorável para a homeostase das células cerebrais e afetando áreas que se associam ao controle das funções executivo-motoras, cognitivas e da memória. O impacto é enorme na qualidade de vida. Então, agora, imagine isso acontecendo com todas as nossas

75

SUPERSONO

células, dos cabelos até as células pulmonares e cardíacas. O estrago é enorme!

Essa queda de oxigenação intermitente traz consequências terríveis e a maioria dos profissionais de saúde ainda não investiga o sono nem pergunta sobre esse fator. Lembro-me de um paciente que atendi com 45 paradas respiratórias por hora, quase duas horas de oxigenação baixa durante o sono, muitos despertares durante a noite, e em sua maioria sem "acordar de verdade". Sabe aquela história que ouvimos a respeito de alguém que "morreu dormindo"? Pois é. Essa fala tem explicações muito claras principalmente para aqueles que roncam alto e tem apneias durante o sono. Morreu porque parou de respirar e o coração parou de bater. Essa é uma das explicações para a morte súbita noturna, acredite.

O estudo polissonográfico de noite inteira, realizado no laboratório do sono sob supervisão de um técnico habilitado, é o melhor método para fazer o diagnóstico da apneia do sono. O somatório das apneias e hipopneias por hora de sono fornece o índice de apneia-hipopneia (IAH). A gravidade da apneia é determinada pelo IAH:

- Grau leve: 5 < IAH < 15/hora;
- Grau moderado: 15 < IAH < 30/hora;
- Grau acentuado: IAH > 30/hora.

O tratamento costuma incluir mudanças no estilo de vida, como perder peso, evitar o consumo de álcool e sedativos, dormir de lado (a posição de barriga para cima aumenta a chance de colapso das vias aéreas) e com a cabeceira elevada. O uso de aparelhos intraorais para aumentar a passagem de ar pela garganta e procedimentos de fonoaudiologia para fortalecimento da musculatura que mantém a garganta aberta também podem ser utilizados para o tratamento da apneia leve e, em casos selecionados, da apneia moderada.

O uso do aparelho de pressão positiva contínua nas vias aéreas (CPAP) é o tratamento de escolha. Para o médico que trata, é como fornecer a vida de volta, é como, na imensa maioria das vezes, permitir a quem sofre das paradas respiratórias há tempos ter uma vida sensacional de novo. Além dele há a opção da cirurgia para ampliar a passagem do ar, geralmente feita pelo otorrinolaringologista ou pelo especialista

COLOCANDO OS LADRÕES DO SONO MAIS COMUNS NA PAREDE

bucomaxilofacial. As cirurgias do palato para o tratamento da apneia do sono são procedimentos de exceção, apenas indicadas em casos bem específicos. Algumas outras estratégias têm surgido e o mais importante é tratar, principalmente nos casos em que você tem sintomas de uma noite não reparadora, tem mais de vinte a trinta apneias por hora de sono e possui comorbidades clínicas com mais difícil controle.

A apneia faz um estrago em nosso corpo que, quando não diagnosticada, como acontece com a maioria da população do mundo que não reconhece isso como um problema, é alarmante. Mas saiba que existem algumas atitudes que podem ser tomadas por nós e outras que dependem de terceiros que podem ajudar você a melhorar essa condição. Então peça ajuda e procure um profissional devidamente habilitado para não sofrer mais com isso.

Meu lençol não acorda comigo, eu me mexo muito

Recebi novamente um dia desses uma paciente relatando um incômodo nas pernas que causava formigamento, pressão, câimbras ou mesmo repuxamentos. Esse problema, segundo ela, piorava à noite e em situações de repouso, conseguindo alívio somente ao se movimentar. Enquanto conversávamos, perguntei se ela sentia como se fosse uma agonia nas pernas, e ela afirmou que sim, era exatamente isso que estava acontecendo. Ela disse que acordava cansada, irritada e sonolenta, apresentando um agravante: a reclamação do marido de que sempre recebia os pontapés durante a noite.

Essa condição crônica é chamada de síndrome das pernas inquietas, um problema mais comum em adultos mais velhos e que afeta mais de 20% das pessoas com 80 anos ou mais, não havendo diferença entre os sexos. Representa uma vontade irresistível de movimentar os membros, associada à dificuldade de iniciar o sono, que é aliviada pelo movimento, impedindo que você se mantenha em repouso. É um incômodo, uma agonia ou um desejo incontrolável de mover as pernas. Os sintomas são mais intensos em períodos de repouso ou à noite, antes de dormir, e se caracterizam por:

SUPERSONO

- Sensação de alteração da sensibilidade e dormência desagradável nas pernas entre o tornozelo e o joelho, geralmente antes do início do sono ou mesmo durante o dia, levando a uma necessidade irresistível de movimentar as pernas;
- Espasmos musculares ou pontapés repetitivos durante o sono.

Movimentar as pernas, fazer exercícios e massagens alivia temporariamente os sintomas. O diagnóstico dessa condição é clínico e esse incômodo pode ser diário ou deixar de aparecer por longos períodos. Pode surgir ou ser exacerbado na gravidez; ou quando o paciente apresenta anemia; deficiência de ferro; faz uso de cafeína; tem insuficiência renal ou precisa de diálise, mas a condição pode melhorar após transplante renal. Também é mais comum em algumas doenças neurológicas, como na doença de Parkinson. Vale reforçar que as chances de aparição são maiores para aqueles que têm pais com a síndrome, e a polissonografia é indicada para avaliação detalhada, pois o exame quantifica os movimentos de pernas por hora durante o sono. Faço parte desse grupo de risco, como contei anteriormente. Uma interessante abordagem é orientar a realização de atividade física e aeróbica regular, pesquisar deficiências vitamínicas e estabelecer prioridade na reposição, além de fazer uso de algumas medicações que podem controlar o incômodo e os movimentos de pernas junto do sono e tratar a apneia do sono, quando ela coexiste, o que é bem comum.

Quase engoli o dente dormindo – bruxismo do sono

O bruxismo do sono é classificado como um distúrbio oral do movimento, que consiste no ato de ranger ou apertar os dentes involuntariamente e está associado, muitas vezes, à fragmentação do sono por acordar o indivíduo durante o descanso.

Os principais sinais de quem sofre com bruxismo são desgaste dentário; dor na musculatura mastigatória, que pode ir até a região das têmporas; dificuldade de abrir a boca ao acordar e possível fratura dentária pela pressão e força sobre alguns dentes mais frágeis. Uma vez um paciente relatou que, se não tivesse acordado, teria

COLOCANDO OS LADRÕES DO SONO MAIS COMUNS NA PAREDE

engolido um pedaço do dente. E para quem dorme ao lado, o ruído pode ser muito característico e incômodo.

Entre outros sintomas, temos alguns que podem passar despercebidos, como o desgaste dentário e a hipertrofia de alguns músculos da região da maxila e mandíbula, que pode favorecer a disfunção da articulação temporomandibular com dor articular, dor de cabeça, sono de má qualidade e sonolência diurna.

A causa é complexa, multifatorial e ainda não completamente compreendida. Os possíveis causadores possuem relação com a anatomia óssea da região orofacial (que compreende a cavidade oral e a face) e discrepâncias na oclusão dentária (a forma como os dentes superiores "encaixam" nos inferiores). Outras possíveis causas são: fatores genéticos, condições como apneia obstrutiva do sono, quadros respiratórios alérgicos, refluxo gastroesofágico e a Trissomia 21. O uso de algumas drogas (cafeína, álcool, cocaína e tabaco); algumas medicações (inibidores seletivos da recaptação de serotonina, anfetaminas, benzodiazepínicos e drogas dopaminérgicas) e problemas neurológicos, como o transtorno de déficit de atenção com hiperatividade (TDAH), a depressão, a ansiedade, o estresse psicológico, podem desempenhar importante papel na indução, manutenção, frequência e gravidade do processo. Isso nos mostra que os fatores emocionais e, consequentemente, seus picos em determinados momentos da vida podem agravar o quadro.

O diagnóstico, muitas vezes, é feito por meio do próprio relato do paciente ou de pessoas de seu convívio. Mas vale reforçar que a polissonografia também auxilia nesse diagnóstico. Quando bem realizada, ela é capaz de quantificar os eventos e classificar a gravidade do distúrbio, reforçando o impacto negativo no sono e a necessidade do tratamento.

A literatura médica ainda não aponta uma estratégia específica, tratamento único ou sequer cura para o bruxismo do sono. Existem, entretanto, algumas soluções que podem controlar o distúrbio e aliviar os sintomas como: tratamento comportamental, odontológico, farmacológico e suas combinações, de acordo com o perfil de cada pessoa. Muitas vezes melhorando um distúrbio do sono concomitante, como o ronco e a apneia, temos resolução desses eventos, permitindo uma vida confortável, sem dor e outros contratempos.

SUPERSONO

O controle do estresse, por sua vez, também é primordial. Afaste-se dos fatores que podem estar causando esse distúrbio, principalmente se o objetivo for dormir melhor.

Essa é para você que não dorme – a insônia

A terceira edição da Classificação Internacional de Distúrbios do Sono e a quinta edição do *Manual diagnóstico e estatístico de transtornos mentais* definem a insônia como uma insatisfação com a qualidade e quantidade do sono associada à dificuldade em iniciar e manter o sono ou acordar mais cedo do que o necessário. Esse distúrbio traz prejuízo no funcionamento diurno, queixas como sonolência e fadiga, além de alterações comportamentais, de atenção, concentração e de memória. Isso tudo pode aparecer na vida pessoal ou profissional da pessoa.

Para que sejam caracterizados como insônia crônica, os sintomas devem ter duração mínima de três meses, ocorrer pelo menos três vezes por semana e não ser mais bem explicado por outro problema com o sono. Se fôssemos definir a insônia objetivamente, você precisaria ter pelo menos um dos seguintes critérios: tempo maior do que trinta minutos para iniciar o sono (insônia inicial do sono); tempo de vigília maior que trinta minutos após o início (insônia de manutenção do sono); tempo total de sono menor que seis horas ou despertar final com tempo maior que trinta minutos do fim do registro de sono (insônia com duração muito curta do sono ou despertar matinal), ou uma combinação dos critérios anteriores.

Cerca de 30% da população experimenta algum tipo de insônia e estima-se que a insônia crônica tenha uma incidência na população geral de 10 a 15%. No Brasil, em um estudo com 1.042 paulistanos, 32% tinham queixas objetivas de insônia e 15% da população geral referia insônia crônica.[2]

Por muito tempo, a insônia foi estudada como um sintoma que poderia ser consequência de outra doença. Após estudos detalhados, ela passou a ser considerada uma desordem primária, ou seja,

COLOCANDO OS LADRÕES DO SONO MAIS COMUNS NA PAREDE

uma doença que pode estar associada a outras condições médicas, psicológicas, sociais ou ambientais. Ou, então, ser chamada de Transtorno da Insônia (TI), quando a queixa sobre a insônia constitui a própria doença. Ela pode ser classificada de acordo com três variantes. Vamos a elas.

Pelo seu curso:

- Insônia aguda: não chega a atingir o critério mínimo de frequência e duração associado à insônia crônica.

- Insônia recorrente: caracteriza-se pela ocorrência de pelo menos dois episódios de insônia aguda no período de um ano.

- Insônia crônica: dificuldade para dormir que determina sintomas diurnos, ocorrendo ao menos três vezes por semana por, no mínimo, três meses.

Pela duração do sono:

- Insônia com tempo de sono curto: quando o tempo de sono é muito menor que o fisiologicamente normal para sua faixa etária.

- Insônia com tempo de sono normal: em que o tempo de sono está dentro ou próximo do fisiologicamente normal para sua faixa etária.

Pelo período da noite em que ocorre:

- Dificuldade em iniciar o sono.

- Dificuldade em manter o sono (insônia de manutenção).

- Despertares matinais com incapacidade de voltar a dormir (insônia terminal ou de fim de noite).

- Insônia combinada (quando associada a mais de uma dessas categorias).

Essa última categorização pode sugerir possíveis relações causais com a síndrome das pernas inquietas em casos de insônia inicial; apneia do sono em casos de insônia de manutenção; e transtorno de humor em casos de despertar precoce. Mas não existe relação obrigatória.

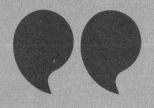 Identificar o tipo de insônia é importante, pois pode ajudá-lo a entender suas causas e orientar o caminho para possíveis soluções.

COLOCANDO OS LADRÕES DO SONO MAIS COMUNS NA PAREDE

Identificar o tipo de insônia é importante, pois pode ajudá-lo a entender suas causas e orientar o caminho para possíveis soluções. Além disso, por possuir uma natureza dinâmica e com variações ao longo do tempo, é necessário pensar em estratégias diferentes e acompanhamento contínuo para que exista a melhora da qualidade do sono nesses casos.

Caso você esteja nessa esfera dos que acham que têm insônia, o primeiro fator que precisa ser observado é se existe dificuldade para pegar no sono, se você acorda fora de hora ou mesmo se tem dificuldade para manter o sono. São fortes indícios de insônia a sensação de que se está dormindo menos do que o necessário, acordar cansado ou sentir-se sonolento ao longo do dia.

Do ponto de vista psicológico, a preocupação e a ruminação de pensamentos na hora de dormir causam excitação fisiológica, muitas vezes com maior atividade do sistema nervoso simpático (aquele que aumenta as batidas do coração e a respiração), interferindo no início e na manutenção do sono. Diversas boas evidências científicas demonstram que insones – as pessoas que sofrem com insônia – apresentam ativação do sistema nervoso simpático, com níveis elevados de adrenalina, elevação da temperatura corporal, alta taxa metabólica basal e frequência cardíaca mais elevada durante o sono, quando comparados aos indivíduos sem a condição.

Se existe um perfil com maior risco de desenvolver insônia em alguma fase da vida, é como o de uma paciente que já conheço há algum tempo e com a qual venho trabalhando as causas. Ela tem uma personalidade altamente crítica, controladora e perfeccionista. No início, trabalhava muito e reclamava que tinha pouco tempo para a família e para as suas práticas de autocuidado. Não fazia atividade física desde a primeira gestação e não vivenciava a sua religiosidade por falta de tempo. Somado a isso, frustrava-se repetidamente com amigos e familiares porque ninguém alcançava suas expectativas. O filho estava acima do peso e dizia não gostar de atividade física e a mais nova tinha um repertório alimentar pobre e vivia doente. Fiquei impressionado com o esforço excessivo na tentativa de moldar todos que conviviam próximos aos seus padrões. Ela tentava dar conta de tudo e ajudava todos os familiares, porque dizia sempre existirem demandas para

SUPERSONO

serem atendidas. Vivia em estado de hiperalerta e, quando lhe perguntei como se imaginava em cinco anos, ela não soube responder.

Caso eu fizesse essa pergunta para você, conseguiria me responder?

Quando fico frente a frente com uma pessoa que relata a angústia da insônia, avalio três fatores: os predisponentes, os precipitantes e os perpetuadores. Acho importante que você pense sobre isso. Vamos falar sobre eles agora.

Fatores predisponentes

Ser mulher e ter idade acima de 45 anos são fatores predisponentes, ou seja, aqueles que criam condições para o surgimento do problema. Os fatores separados já apresentam risco, entretanto, quando associados, duplicam a chance de sofrer com a insônia, assim como divorciados e viúvos têm maior predisposição do que casados ou solteiros. Baixo nível socioeconômico também possui maior risco, por ser um agente estressor e redutor da qualidade do sono. O próprio ato de tentar dormir pode ser uma causa, gerando uma associação negativa entre sono, horário e ambiente, elevando a reatividade ou amplificação da sua resposta ao estresse.

Existem também os fatores sociais que podem ser predisponentes: mudanças no padrão ou na rotina de vida, no casamento, na chegada de um bebê em casa, a perda de familiares ou de entes queridos, as mudanças profissionais ou econômicas e as doenças, próprias ou de familiares. Dor, incontinência urinária, conflitos pessoais e doenças clínicas ou psiquiátricas também são listados. Para as mulheres, temos maior impacto das mudanças físicas, hormonais e psicológicas, e pode haver piora da insônia na menopausa e melhora com a reposição hormonal.

Fatores precipitantes e perpetuadores

São eventos estressantes, traumáticos ou medicações, que geram falta de sono. Na lista de medicações, temos betabloqueadores, glicocorticoides, anti-inflamatórios, descongestionantes, teofilina e outros broncodilatadores, antidepressivos (como a fluoxetina, bupropiona, venlafaxina), levotiroxina, anfetaminas e antiandrogênicos.

84

COLOCANDO OS LADRÕES DO SONO MAIS COMUNS NA PAREDE

Os hábitos e a condução inadequada do episódio agudo da insônia são fatores perpetuadores. Assim, fatores predisponentes e perpetuadores andam lado a lado no desenvolvimento e na cronificação da insônia. Adultos com idade avançada, com problemas cardíacos, respiratórios e distúrbios psiquiátricos como a ansiedade também são considerados nessa lista. Pessoas asmáticas e com insônia têm mais chance de apresentar crises de tosse e falta de ar do que as asmáticas sem insônia. A apneia obstrutiva do sono é três vezes mais frequente em pessoas com insônia do que naquelas sem insônia, o que traz a usual associação de insônia com questões respiratórias.

Depressão e ansiedade foram encontradas em 68,5% dos pacientes com insônia, ao passo que esse diagnóstico foi registrado em apenas 11,4% dos pacientes sem insônia. Mais uma análise relacionando a insônia muito mais com questões psiquiátricas.[3]

Isso nos mostra que condições como depressão e ansiedade podem determinar uma relação bidirecional de causa e consequência com esse transtorno, interferindo no curso e na evolução da doença. Os pacientes insones não raro costumam portar transtornos psiquiátricos, outro grande fator de risco. E tudo isso sem falar sobre a automedicação.

Um estudo realizado com dois mil idosos pela Universidade de Michigan, nos Estados Unidos, mostrou que, dos 65% dos participantes que declararam ter insônia pelo menos três vezes por semana, 45% não falaram sobre o assunto com o médico e 24% investiram em medicamentos ou fitoterápicos para tentar resolver a situação. A automedicação na insônia é um grave problema de saúde pública pela dependência química, pelos efeitos indesejáveis em casos de interação com outros remédios, bem como pelo aumento do risco de quedas em razão da ação sedativa e relaxante de algumas drogas, que também pioram o ronco e a apneia do sono quando a insônia acontece junto com a obstrução das vias aéreas durante o sono. Muitas medicações usadas rotineiramente para insônia podem causar perda de memória ou esquecimento. Isso vale também para os produtos naturais. Para eles, também é preciso orientação. Cerca de 35% das pessoas que têm insônia se automedicam.[4] A automedicação preocupa por desconsiderar o diagnóstico do distúrbio e não investigar as causas e origens do problema.

SUPERSONO

O diagnóstico correto é importante para, sob orientação – e, quando necessário, acompanhamento de um profissional –, iniciar um tratamento adequado e específico para o indivíduo.

O tratamento personalizado é o melhor para a insônia. Na verdade, a combinação de mudanças no estilo de vida, técnicas de higiene do sono e a terapia cognitivo-comportamental (TCC) são a primeira linha de tratamento para a insônia. O tratamento eficaz normalmente requer cuidados com estratégias não medicamentosas e agentes farmacológicos. O antidepressivo trazodona é o agente mais frequentemente prescrito para insônia no ambiente de cuidados primários. Os benzodiazepínicos e os agonistas do receptor de benzodiazepínicos também são usados para distúrbios do sono e alguns, mas não todos esses agentes, são indicados para insônia. O problema maior são os efeitos adversos associados ao uso desses medicamentos, que inclui pior desempenho no dia seguinte, dependência, tolerância e insônia rebote após a descontinuação da droga.

A mais nova classe de agentes indicados para insônia são os antagonistas duplos do receptor de orexina (DORAs). Esses agentes têm um mecanismo único que promove efeitos sedativos, e não estão associados à sonolência matinal residual clinicamente significativa ou à redução do funcionamento do dia seguinte. Outros medicamentos também podem ser usados para a promoção do sono. A maconha medicinal, incluindo produtos contendo delta-9 tetrahidrocanabinol (THC) e canabidiol (CBD), também mostrou eficácia no tratamento da insônia, particularmente em pacientes com dor e ansiedade comórbidas,[5] mas ainda precisamos de mais evidências.

Agentes de venda livre também são comumente usados para insônia. Para pacientes que tomam anti-histamínicos, os médicos devem aconselhá-los sobre o risco de comprometimento cognitivo, efeitos de ressaca, tontura ou quedas. A melatonina reduz a latência do início do sono, aumenta o tempo de sono e melhora a qualidade geral do sono em comparação com o placebo em alguns estudos,[6] mas não existe um consenso a respeito de a melatonina ser eficaz no tratamento da insônia. Não temos comprovação científica para essa indicação. Ela pode até ajudar de alguma maneira no início do sono, mas não ajuda na manutenção. A melatonina ajuda a regular

COLOCANDO OS LADRÕES DO SONO MAIS COMUNS NA PAREDE

seu ritmo biológico. Outras substâncias naturais como a valeriana revelou achados inconsistentes.

Caso a medicação seja necessária, uma proposta seria elaborar um plano de manejo assinado entre você e seu terapeuta com foco em três áreas: definição do problema, metas de tratamento e identificação dos papéis a serem assumidos por você e pelo médico. Isso vai ajudar muito mais do que a busca incessante por um remédio milagroso que faça você dormir.

Existe um jet lag fora dos voos: o jet lag social

A primeira descrição do termo jet lag foi feita em 1965 por Horacio C. de La Iglesia,[7] mas o termo jet lag social começou a ser utilizado em 2006, sendo descrito como uma sensação comum para quem está acostumado a viajar para lugares com fusos horários diferentes. Já o jet lag social, fator que se agravou durante o período da pandemia de Covid-19, tem como definição o mal causado pela diferença de horários de sono nos dias de trabalho e fins de semana. Estamos falando aqui sobre o atraso no relógio do sono natural do seu corpo pelo estilo de vida escolhido por você.

Esse efeito nos relógios corporais de algumas pessoas é semelhante a voar de Paris para Nova York toda sexta e voltar na segunda-feira. Acredite, alterar os horários de sono, mesmo que de modo proposital, pode gerar os mesmos efeitos de uma viagem desse porte.

Esse distúrbio está relacionado aos nossos hábitos de vida, treino, alimentação e sono, que dependem também das nossas preferências biológicas. Para os vespertinos, por exemplo, que são aqueles que geralmente vão para a cama mais tarde, temos a privação e o acúmulo da dívida de sono, causando uma maior pressão para o sono nos dias subsequentes. Caso não sejam obrigados a levantar mais cedo para ir para a escola ou para o trabalho, acabam dormindo mais tarde e causam em si mesmos uma irregularidade do sono. Isso nos mostra que dar importância para o nosso relógio biológico e nosso ciclo circadiano pode ser uma ferramenta poderosa para minimizar o jet lag social.

Estilos de vida sem exposição solar também atrapalham muito a regularidade dos horários de sono, com tendência a ritmos circadianos mais longos, como aqueles observados em indivíduos com deficiência visual, que não sofrem influências diretas da luminosidade. A ingestão de substâncias como a cafeína e outros estimulantes como álcool, sedativos, hipnóticos, ansiolíticos e substâncias narcóticas também pode influenciar a vigília e o sono, aumentando a sensação de sonolência ao longo do dia, principalmente se houver uma prática de uso excessivo de tais substâncias.

O sono do fim de semana também interfere nesse distúrbio, por isso, manter um horário mais regular de dormir e despertar é mandatório, mas vale reforçar que o sono extra ainda é melhor do que a privação crônica de sono. Prefiro encorajar as pessoas a adotarem um cochilo à tarde no sábado e domingo ou até mesmo dormir um pouco mais nas noites em que não têm compromisso no dia seguinte. A maioria das pessoas já não dorme o suficiente e isso pode gerar o caos.

Contudo, acho importante reforçar que o ideal mesmo é a regularidade do sono. Defina e estabeleça horários de ir para a cama, dormir e despertar, até mesmo nos finais de semana. Respeitar o seu cronotipo é a regra de ouro para evitar a mistura de dias bons e dias ruins, dependendo da hora em que você dormiu no dia anterior e do tempo total de sono que preparou você para enfrentar o dia seguinte.

Síndrome do sono insuficiente: a privação do sono

O tempo total curto de sono menor que seis horas é um forte determinante de saúde que se correlaciona com problemas metabólicos, cardiovasculares e mentais, bem como com acidentes. Entre os 35,1% com débito de sono, quase metade compensava o débito recuperando o sono nos finais de semana. Mas cochilar e recuperar o sono no fim de semana compensou o déficit de sono grave em

COLOCANDO OS LADRÕES DO SONO MAIS COMUNS NA PAREDE

apenas um em cada quatro pessoas, em uma análise com mais de 12 mil indivíduos.[8]

A Academia Americana de Medicina do Sono define privação aguda de sono como uma redução no tempo total de sono com duração inferior a uma semana, ao passo que o sono insuficiente crônico acontece quando persiste por três meses ou mais.[9]

A falta crônica de descanso favorece a fadiga; a sonolência; o envelhecimento precoce e a queda na imunidade, além de transtornos psiquiátricos; endócrino-metabólicos, como a diabetes; e cardiovasculares, como a hipertensão arterial. Quem não dorme o suficiente também tem mais cortisol no organismo, um dos hormônios que o corpo libera em situações de estresse. Isso provoca uma queda no desempenho das células cerebrais, afetando a cognição, a memória e a concentração.

Os padrões de sono impactam a vida das pessoas e pelo menos uma em cada cinco são incapazes de realizar suas tarefas normalmente após poucas horas de sono. Mais da metade (55%) dos entrevistados admitiu sentir-se sonolenta ao menos uma vez por semana ao completar tarefas diárias. Um quarto das pessoas (24%) se sente menos no controle de suas emoções após uma noite sem dormir, além de se sentir menos capaz de fazer escolhas racionais (26%). Outro dado é que 18% dos entrevistados admitiram sentir ansiedade após uma noite sem descanso, o que piora ainda mais o sono, como um círculo vicioso.[10]

Os marcadores do nosso cansaço estão relacionados às reações que acontecem a todo tempo em nossas células, levando à sensação de menor disposição e desejo por um descanso ao fim do dia. A pressão homeostática, ou cansaço que aumenta ao longo do dia, é elevada ao ficarmos acordados e atinge o nível mínimo após uma boa noite de descanso. Isso acontece porque o ato de dormir promove o reparo dessas respostas celulares, regenera danos do nosso material genético, nos protege e nos renova. Ficar dezoito horas sem dormir, por exemplo, prejudica os reflexos motores, o julgamento e o tempo de reação às ações feitas por nosso corpo, como trabalhar ou dirigir. O efeito é muito parecido com o de estar levemente embriagado. Se considerarmos, então, 24 horas seguidas sem dormir, a inabilidade

SUPERSONO

se equipara à de alguém com o dobro da taxa de álcool, em torno de 0,10%, de acordo com o Centro de Controle e Prevenção de Doenças (CDC) norte-americano.

Desde 2018, os acidentes de trânsito no Brasil são responsáveis pela morte de uma pessoa a cada quinze minutos. Uma pesquisa realizada em 2017 pela Academia Brasileira de Neurologia, em conjunto com o Conselho Regional de Medicina e a Associação Brasileira de Medicina de Tráfego (ABRAMET), indicou que cerca de 42% dos acidentes de trânsito estão relacionados ao sono e mais de 20% das pessoas entrevistadas costumam dirigir com sono.[11] Ou seja, 60% dos acidentes nas estradas do país têm relação direta com a falta de sono de qualidade dos condutores, superando a utilização de entorpecentes lícitos e ilícitos. Dormir de seis a sete horas por noite chega a dobrar o risco de acidentes e, se esse período for inferior a cinco horas por noite, o risco aumenta em quatro ou cinco vezes. Alarmante, não é?

A cada dia que você dorme menos do que o necessário, maior é a dificuldade de se concentrar. Falta de sono é um problema que vai se acumulando. Pessoas que, durante dez dias seguidos, dormiram cinco ou seis horas por noite, tiveram problemas de atenção e concentração equivalentes aos de uma pessoa que passou uma noite inteira sem dormir. Já aquelas que dormiram três ou quatro horas por noite tiveram ainda mais problemas: no sexto dia já estavam se sentindo tão mal quanto quem virou a noite toda acordado. E quando eram questionadas em relação ao grau de sonolência, a resposta era a mesma daquelas que dormiram por cinco ou seis horas. Isso significa que, quando estamos em privação de sono, perdemos a capacidade de avaliar quanto estamos impactados pela falta dele.[12] Você já se sentiu como se tivesse virado a noite acordado? Ou já afirmou que fica bem ao dormir quatro ou cinco horas por noite? Se a sua resposta foi sim para a última pergunta, temos aqui uma questão que precisa ser reavaliada.

Quando o assunto é privação de sono, até a sua alimentação muda. Pessoas privadas de sono tendem a se alimentar pior, com desejo maior por comidas calóricas, o que aumenta o risco de doenças cardiovasculares, diabetes e obesidade. O tempo que passamos

90

COLOCANDO OS LADRÕES DO SONO MAIS COMUNS NA PAREDE

dormindo é um regulador importante de peso e do metabolismo, pois o sono ajuda a regular a leptina, um hormônio que controla o apetite. Seus níveis de leptina flutuam ao longo do dia de acordo com um ritmo definido pelo seu relógio circadiano. O sono insuficiente ou irregular pode interromper a produção de leptina, o que pode nos deixar com mais fome e levar ao ganho de peso. Para comer bem, você precisa dormir bem. Cada diminuição de uma hora no sono a partir de uma duração do sono de sete horas por dia está associada a um aumento de 9% no risco de obesidade. Mas não para por aí, apenas dois dias de restrição do sono, com tempo de sono de quatro horas por noite, induz mudanças nas concentrações de hormônios no sangue, incluindo uma diminuição da leptina, hormônio da saciedade, e aumento da grelina, hormônio da fome. Diversos estudos controlados de restrição de sono também demonstram que dormir pouco induz ganho de peso. Reduzir a duração habitual do sono em uma hora e meia por noite, por três semanas, em homens saudáveis, está associada a um aumento aproximado de um quilo no peso corporal.[13]

Além disso, o sono é um dos reguladores mais poderosos do seu sistema imunológico. O quão fortemente uma vacina protege você pode depender de dormir o suficiente nos dias antes e depois da inoculação. Dormir menos de seis horas por noite na época da vacinação foi associado a uma diminuição robusta na resposta de anticorpos.[14] Mais recentemente, venho sugerindo em minhas redes sociais e na clínica o aumento da conscientização pública de que dormir pelo menos seis horas por noite pode representar uma medida simples para reduzir o risco de Covid-19 longa em indivíduos totalmente vacinados com a tecnologia RNA mensageiro.[15]

Adultos limitados a quatro horas de sono por apenas uma noite experimentaram queda na imunidade celular e humoral, conectando a privação do sono a vários tipos de câncer, como intestino, próstata e mama, uma vez que a regulação das células assassinas naturais que são responsáveis por identificar e destruir células cancerígenas malignas acontece durante o sono.

Vale comentar que apenas dormir mal isoladamente não fará com que uma mulher desenvolva câncer de mama, mas a falta de

SUPERSONO

sono é um fator de risco que aumenta as chances de o tumor aparecer. Os dados são alarmantes: 63% das mulheres com câncer de mama disseminado apresentam ao menos um tipo de distúrbio do sono. Já com a perspectiva oposta, o tratamento de pessoas com esse tipo de tumor não envolve apenas dormir bem, mas essa etapa é essencial para a manutenção e cuidado com a saúde mental durante esse período e ainda ajuda na recuperação.

Para os homens com até 65 anos de idade, o sono tem papel importante em relação ao câncer mais comum desse gênero e faixa etária: aqueles que dormem entre três e cinco horas por noite possuem risco 55% maior de morrer de câncer de próstata do que aqueles que dormem sete horas por noite. Dormir pouco não só bloqueia os genes que nos protegem contra o crescimento de tumores, como também impacta na produção de melatonina, reduzindo sua liberação, que pode levar a um aumento nas mutações genéticas, redução do sistema de reparo do DNA e, consequentemente, maior fragilidade do sistema imunológico.[16]

Mesmo que essa relação causal ainda precise ser mais bem estabelecida cientificamente, o sono deve ser considerado por médicos e pacientes como parte fundamental da prevenção, tratamento e vida após a cura do câncer.

A privação crônica de sono (entre cinco e seis horas) revela uma redução do hormônio folículo estimulante (FSH), importantíssimo para quem está pensando em engravidar. Além disso, dormir pouco também aumenta a irregularidade dos ciclos menstruais, e as consequências não param por aí. O nível de testosterona em homens que dormem entre cinco e seis horas por noite é o mesmo que o de alguém dez anos mais velho. O volume testicular e a quantidade de espermatozoides são menores, além de possuírem mais deformidades genéticas e mobilidade reduzida.

A infertilidade em todas as idades é afetada pela qualidade, pelo tempo e pela duração do sono. A privação de sono altera o nível de hormônios reprodutivos, que são peças-chave na determinação das tendências de fertilidade masculina e feminina. A insônia produz alterações fisiológicas de estresse oxidativo que estimulam a ativação do eixo hipotálamo-pituitária-adrenal (HPA) e inibem o eixo hipotálamo-pituitária-gonadal (HPG), sistemas através dos quais o hipotálamo e a hipófise direcionam a função neuroendócrina, resultando em um alto nível de corticosteroides no sangue, que pode implicar mais dificuldades para engravidar. Da mesma forma, a interrupção circadiana induzida pelo trabalho em turnos afeta a saúde reprodutiva pela desregulação da produção dos hormônios sexuais, gonadotrofinas e prolactina.[17]

Criar hábitos saudáveis e manter uma rotina para a hora de dormir são passos importantes para melhorar a qualidade do sono. Mas, se mesmo com mudanças na rotina, a privação de sono persistir, é importante buscar ajuda especializada para entender melhor quais problemas de saúde podem estar interferindo nesse processo de sono reparador.

Meu trabalho manda no meu sono: o trabalho em turnos

Thomas Edison nos libertou dessa condição harmônica entre dia e noite, despertos com a luz do dia e dormindo durante a noite. Ou melhor, ele patenteou e levou a fama, mas muitos outros trabalharam para que hoje a luz esteja ao alcance de um toque no interruptor.[18] Além da invenção da lâmpada, essa rotina também mudou à medida que o trabalho passou a ser possível em turnos e os estudos e a vida multitarefas se tornaram mais populares.

Em todas as espécies, o período do sono é ditado pela rotação da terra. O principal cronômetro é o nascer do sol e quem precisa estar fora desse eixo regulatório pode sofrer as consequências. Os ritmos circadianos e o sono são processos biológicos fundamentais, parte integrante da saúde humana. Sua interrupção está associada a consequências fisiológicas prejudiciais, incluindo disfunções cognitivas, neuropsíquicas, metabólicas, cardiovasculares e imunológicas, como vimos anteriormente.

Temos vários relógios biológicos internos e nossos órgãos funcionam a partir desses ciclos. O intestino, por exemplo, foi preparado pela evolução para receber comida durante o dia e se desregular caso receba refeições durante a noite. O tecido muscular evoluiu

 Tudo o que impede um sono de qualidade pode interferir – e muito! – no desenvolvimento físico, cognitivo, emocional, social e até financeiro.

COLOCANDO OS LADRÕES DO SONO MAIS COMUNS NA PAREDE

para facilitar a atividade física durante o dia, por isso não são recomendados treinos noturnos na academia. Variar os horários e fazer os nossos sistemas girarem fora de sincronia uns com os outros são fatores associados a maior risco de doenças crônicas. E por isso os trabalhos em turnos são tão preocupantes.

Um distúrbio do sono bem conhecido é caracterizado por uma discrepância entre o horário de sono real ou possível e o horário de sono que seria o ideal para você. Horários de sono atrasados e muitas vezes adiantados com diferença de uma semana de intervalo e intercalados com mais alguns dias de descanso, em que a vida parece voltar ao normal, são observados nos trabalhadores rotativos e nos trabalhadores fixos em turnos noturnos, com um atraso no início do sono em um período e um adiantamento no outro, desregulando tudo.

Esses trabalhadores representam cerca de 20% da população ativa nos Estados Unidos e na Europa, e no Brasil aproximadamente vinte milhões de pessoas trabalhavam no período noturno na última pesquisa realizada em 2016.[19] São muitos os indivíduos que têm maior risco de desenvolverem problemas cardiológicos e endócrino-metabólicos por causa do sono. A maioria dessas pessoas sofre de desalinhamentos entre o ritmo circadiano e o horário de sono exigido, o que causa redução na duração do sono e interfere em sua qualidade, principalmente após os turnos da noite. Muitos carregarão para sempre problemas de ajuste do relógio biológico.

A exposição ao trabalho de turno da noite, principalmente no longo prazo, foi associada a um risco maior de câncer de próstata agressivo em trabalhadores na área de petróleo offshore. A Agência Internacional de Pesquisa sobre Câncer (IARC)[20] tem reforçado o trabalho noturno como um provável carcinógeno humano e a Organização Mundial da Saúde classificou recentemente o trabalho noturno como tendo efeito pró-carcinogênico.

Em comparação com as pessoas que trabalhavam em turnos diurnos, trabalhar em média de um a dez turnos noturnos por mês ao longo da vida levou a um risco 14% maior de desenvolver um problema cardiometabólico adicional. O valor foi de 19% entre aqueles que trabalhavam mais de dez turnos noturnos por mês e o risco era maior mesmo quando os trabalhadores do turno da noite tinham as mesmas sete a nove horas de sono que os trabalhadores diurnos. A chance era ainda mais pronunciada se eles dormissem menos de sete horas ou mais de nove, como se o nosso corpo desejasse o necessário, somente o necessário. Alternar entre o horário da noite e o do dia pode dificultar a regulação do corpo e dificultar a manutenção de hábitos de sono saudáveis. Entre as pessoas com pressão alta, trabalhar em turnos noturnos (entre as 18 horas e as 7 horas) estava associado a um risco 16% maior de desenvolver diabetes, doença cardíaca ou acidente vascular cerebral, em comparação com aquelas que trabalhavam durante o horário diurno típico.[21] As exposições noturnas atuais e ao longo da vida foram associadas ao aumento do risco de fibrilação atrial, independentemente do risco genético. A exposição noturna também aumentou o risco de doença coronariana nesses trabalhadores.[22]

A realidade é que será difícil dormir bem caso você tenha um trabalho desse tipo. Lembro-me do período em que estudei Medicina do Sono no Instituto do Sono/Unifesp em 2006. Na época, era coordenador de uma unidade de terapia intensiva e tinha rotinas específicas em hospitais privados e públicos, além dos plantões noturnos de doze horas por semana. Quando comecei a estudar o distúrbio de ritmo circadiano pelo trabalho em turnos da noite, optei por me estabelecer apenas com a rotina médica diária, junto com o sol.

"O sono reparador é o melhor equipamento de proteção individual de um trabalhador." A primeira vez que ouvi essa frase foi da Maria Cristina Menezes, uma amiga, médica do trabalho, que sempre se dedicou a esse tema. Meu conselho, então, para você que precisa trabalhar em turnos é: ajuste-se para ter horários regulares de alimentação, atividade física e sono, alinhando-os sempre ao seu ciclo do turno. Tenha uma rotina estruturada, alimente-se e durma sempre no mesmo horário. Evite o consumo de carboidratos e açúcar antes do seu horário de descanso, faça pausas regulares para se revitalizar e não esqueça que a marcação do relógio biológico da atividade física também é forte sincronizador. Essas são manobras protetivas e ajudarão você a minimizar os riscos e problemas causados pelo trabalho noturno.

COLOCANDO OS LADRÕES DO SONO MAIS COMUNS NA PAREDE

Outros problemas do ritmo do dia: distúrbios do ritmo circadiano

Nosso corpo possui um relógio circadiano natural que nos diz quando ir dormir à noite. Se você não tiver exposição suficiente à luz durante o dia, quando o sol sair, isso "atrasará" seu relógio e o início do sono à noite. Muitos de nós vivemos em cidades e vilas com muita luz artificial e estilos de vida que nos mantêm dentro de casa durante o dia.

Um estudo que mede os padrões de sono dos estudantes da Universidade de Washington revelou algumas surpresas sobre como e quando nossos corpos nos dizem para dormir – e ilustra a importância de sair durante o dia, mesmo quando está nublado. Cada hora de luz noturna – luz de fontes internas como lâmpadas e telas de computador – atrasou as fases circadianas em uma média de quinze minutos. Cada hora de luz diurna "moveu" as fases circadianas dos alunos em trinta minutos.[23]

Síndrome da fase atrasada do sono

Associada a pessoas de cronotipo vespertino e vespertino extremo, a síndrome da fase atrasada do sono acontece quando uma pessoa regularmente dorme e acorda muito depois do horário convencional, tendo dificuldades de se adaptar aos compromissos e eventos que ocorrem pela manhã. Se você tem a liberdade de dormir e acordar naturalmente, sem regras, pode não existir nenhuma consequência maior, que aparece quando você precisa se adaptar aos horários sociais. O sono é importante para crianças de todas as idades, mas os adolescentes podem ser especialmente afetados pelo início precoce da escola. Estudos mostraram que adolescentes precisam de oito a dez horas de sono todas as noites, mas têm dificuldade em adormecer antes das 23 horas.[24] A puberdade traz muitas mudanças nos padrões de sono, inclusive, este é o distúrbio do sono mais comum na adolescência.

Síndrome da fase avançada do sono

Esta síndrome é exatamente a oposta à da fase atrasada do sono. Caracteriza-se por horários habituais e voluntários de dormir e despertar em média três horas antes do esperado. Ela atinge mais frequentemente pessoas de cronotipo matutino extremo e ma-tutino, que dormem e acordam muito antes da média de hora de despertar da população, o que faz com que você tenha muita so-nolência no início da noite e grandes dificuldades para cumprir com-promissos noturnos. A fase avançada do sono é mais comum em adultos mais velhos.

Para pacientes com fase atrasada do sono ou fase avançada do sono, uma orientação valiosa é a cronoterapia, que serve para ajustar o ritmo circadiano. A fototerapia, com exposição à luz que serve para organizar e sincronizar o tempo de despertar e de dormir, também é uma opção. A administração de melatonina também pode aparecer nos tratamentos para os distúrbios do ritmo circadiano, assim como a recomendação de uma mudança de estilo de vida (com maior mar-cação dos sincronizadores: treino e alimentação), e, é claro, de uma boa higiene do sono.

Transtorno do tipo sono-vigília irregular

O transtorno do tipo sono-vigília irregular caracteriza-se pela fal-ta de ritmo circadiano sono-vigília organizado. Não existe um sono de fase única principal, noturna, mas ele é fragmentado em pelo me-nos três períodos durante as 24 horas do dia. É comum a ocorrência de cochilos e pode existir a queixa de insônia ou sonolência excessiva durante o dia. Os períodos de sono e de vigília ao longo de 24 horas são fragmentados, embora a tendência seja a de que o período mais longo de sono ocorra entre duas e seis horas com duração menor que quatro horas. Em geral, o tipo sono-vigília irregular está associa-do a distúrbios neurodegenerativos, como Alzheimer, Parkinson, e transtornos do neurodesenvolvimento em crianças.

Padrão de livre curso

Acontece quando você apresenta um ciclo de vigília-sono que não corresponde às 24 horas, como acontece com o restante das pessoas, o que denuncia períodos de sono alternados e em constante mudança. É como se os ritmos circadianos fossem superiores a 24 horas, com dia interno de 24,5 a 25 horas. Torna-se pior quando esse ciclo entra em discordância com seus compromissos sociais. A imprevisibilidade dos horários de dormir e de acordar resulta na incapacidade de estudar ou trabalhar, podendo favorecer o isolamento social. Já quando o ciclo está de acordo, o indivíduo pode não apresentar nenhum problema para dormir nem sonolência. Esse transtorno acontece mais em pessoas totalmente cegas, em que cerca de 70% delas apresentam o problema, uma vez que os olhos não recebem os gatilhos de luz e escuridão, essenciais para a regulação do ritmo circadiano. A pessoa refere insônia à noite (durante o período habitual de sono) e sonolência excessiva (cochilos) durante o dia.

Síndrome da mudança de fuso horário, o jet lag clássico

O jet lag é um distúrbio do sono temporário, causado pelo desalinhamento entre o ciclo circadiano do indivíduo e os horários externos, observado em viagens que ultrapassam pelo menos dois fusos horários. Pode ocorrer como uma dificuldade de iniciar ou manter o sono, sonolência excessiva, fadiga, dificuldade de concentração e diminuição do alerta diurno. Também podem aparecer outros sintomas somáticos, principalmente do trato gastrointestinal. Tudo isso acontece quando existe uma troca rápida de fuso horário.

Quanto mais meridianos cruzados, mais fortes e persistentes são os sintomas. Viajar para o leste prejudica mais o ciclo do sono do que viajar para o oeste. Para quem viaja em direção ao leste, o período de recuperação costuma ser maior: três fusos levam um pouco mais do que quatro dias; seis fusos, cerca de oito dias; e nove fusos levam até doze dias. Mas, como cada pessoa tem um relógio interno diferente, algumas têm um relógio que dura menos que 24 horas, e outras, um relógio que dura mais que 24 horas, portanto, a forma como nos recuperamos do jet lag é diferente.

Evitar bebidas alcoólicas e manter boa hidratação são práticas essenciais. Seguir os horários de treino, sono e alimentação no local de destino ajudam. Em viagens para o leste é aconselhado acordar cedo, evitar luz brilhante pela manhã e se expor à luz no final da tarde. Passar por uma adaptação antes da viagem é útil, atrasando ou avançando uma hora por dia no horário de dormir, e a melatonina também pode ajudar – sempre sob orientação médica.

Assustador, mas não determinante

Estudamos os distúrbios do sono mais relevantes na primeira parte do método e sei que provavelmente você está assustado e até mesmo preocupado com seu futuro a partir do que descobriu aqui. O sono é parte fundamental de nossa regulação corpórea e tudo que está relacionado a ele vai afetar sua vida pessoal e profissional. Vale reforçar, porém, que tudo que vimos aqui é passível de ajuste e tratamento. Entretanto, o conhecimento é um dos primeiros passos a fim de que consiga deixar maus hábitos para trás ao tentar alcançar melhorias em sua rotina com a cama.

Então não se preocupe! Guarde tudo o que vimos até agora e use a seu favor. Chegou a hora de avançarmos para a próxima etapa para que você entenda quais outros distúrbios do sono devem ser tratados para que você tenha menos noites maldormidas e mais qualidade de vida. Vejo você nas próximas páginas!

CAPÍTULO 5

COLOCANDO OS LADRÕES DO SONO MENOS COMUNS NA PAREDE

CHEGOU A HORA DE FALARMOS SOBRE OUTROS distúrbios do sono que podem estar acontecendo com você ou com alguém próximo a você. Conheci, em determinado momento, um paciente que acordava no meio da noite e não conseguia se mexer, passando por um tipo de paralisia que o impedia de se movimentar. Relatava que a sensação era horrível e assustadora, além de trazer um medo constante de que, ao deitar-se para dormir, viveria esse pesadelo novamente.

Esse é mais um dos distúrbios sobre o qual falaremos aqui na segunda parte do tópico "ladrões do sono". E existem muitos outros que você verá ao longo das próximas páginas. O mais importante, sobre tudo que vamos falar, é que você tenha em mente que existe tratamento, além de condutas que podem ser tomadas para que essas condições não apavorem a sua vida. Vamos a elas!

Horror no meio da noite – o terror noturno

O terror noturno, bem mais comum em crianças, é caracterizado por um súbito despertar acompanhado de choro ou grito cortante, ou manifestações autônomas e comportamentais de aparente medo intenso. É acompanhado, geralmente, por aceleração do coração, sudorese, tensão muscular e respiração agitada. Quem tem esse tipo de distúrbio pode ficar de olhos bem abertos, e as pupilas provavelmente estarão dilatadas.

SUPERSONO

Observando esses últimos sintomas, você até pode pensar que o indivíduo que sofre com esse mal esteja acordado, mas, na realidade, ele está dormindo. Durante o episódio, que pode parecer incontrolável, as tentativas de acalmá-lo ou despertá-lo causam apenas piora dos gritos e do comportamento de medo, já que não existe resposta a estímulos externos. Como os episódios não são duradouros e acabam em até alguns minutos, a solução é abraçar, acolher a criança e esperar tudo voltar a ser como antes. Mas não se assuste, pois é bem comum que esses momentos nem sejam lembrados, ao contrário do que ocorre com os pesadelos. E justamente por isso, os terrores noturnos costumam ser muito mais difíceis para os pais do que para a criança.

É possível também que aconteça o despertar durante o episódio. Nesse caso, temos confusão e desorientação, sem recordação do que aconteceu.

Vale comentar, por fim, que esse distúrbio pode estar associado a problemas emocionais e comportamentais, especialmente problemas de internalização como depressão, ansiedade, somatização e fobia social em crianças em idade escolar e adultos. Na semana de revisão deste texto que você lê agora, tive um segundo encontro com uma família que vinha muito preocupada com os episódios de terror que seu filho apresentava. Associamos a asma, com sintomas da doença do refluxo gastroesofágico, a doença nasal obstrutiva com episódios muito comuns da rinite alérgica e uma hipertrofia de adenoide e amígdalas com indicação cirúrgica à piora dos eventos. Depois de ter sido tratada da obstrução de suas vias aéreas com medicações tópicas, tanto para rinite quanto para asma, e de ter tido a cabeceira de sua cama elevada em dez centímetros, a criança voltou com uma redução enorme dos eventos literalmente aterrorizantes. Somos inteiros, não tem como não olhar para o todo.

Quando minhas noites são assustadoras – o transtorno do pesadelo

Você tem muitos sonhos ruins? Como aqueles em que você acorda e acha que o conteúdo horroroso do sonho está ali ao seu lado? É bem

COLOCANDO OS LADRÕES DO SONO MENOS COMUNS NA PAREDE

provável que você já tenha tido alguns ou muitos pesadelos ao longo da vida, mas o distúrbio sobre o qual falaremos aqui é um pouco diferente do que ter um ou outro pesadelo durante um espaço considerável de tempo.

De acordo com a Classificação Internacional de Distúrbios do Sono, o transtorno do pesadelo não é definido apenas pela frequência de sonhos ruins, mas também pela angústia ou pelo comprometimento significativo causado na vida pessoal e profissional que impedem o indivíduo de viver plenamente bem. Isso significa que, quando os pesadelos são frequentes, a ponto de atrapalhar as noites e os dias de uma pessoa e trazer impacto na sua saúde e na produtividade, temos aí o distúrbio chamado transtorno do pesadelo.

Sua definição está atrelada aos sonhos com emoções mais negativas, como medo, pavor, tristeza, raiva, dor e sofrimento. É possível que os pesadelos envolvam também imagens e pensamentos de agressão, conflito interpessoal e fracasso, que ocorrem durante o sono REM. São mais comuns quando estamos emocionalmente abalados, preocupados, em situações de maior ansiedade e estresse, com febre, com o sono muito atrasado ou sob efeito de álcool. Consumir conteúdos assustadores, principalmente perto da hora do sono, também pode trazer os pesadelos à tona.

Em janeiro de 2019, atendi pela última vez uma senhora de 80 anos que fazia tratamento comigo desde 2009. Na época, ela relatava acordar assustada, com a boca seca, ronco alto e tinha muito sono durante o dia. Entretanto, o que a assustava mais, apesar dos hábitos religiosos, eram os pesadelos frequentes. Ela desejava interromper o uso regular de medicações para dormir e fez uma polissonografia após um pedido meu. No resultado, encontrei 31 apneias por hora, oxigenação mínima de 86%, ausência de sono REM com grande aumento de sono superficial. Ela despertava 28 vezes por hora dormindo. Após o diagnóstico, ela começou a usar o CPAP, aparelho para respirar melhor, e deu adeus aos pesadelos.

Os traços de personalidade, como o neuroticismo, que é o nível crônico de desajustamento e instabilidade emocional, demonstraram se correlacionar com a frequência de pesadelos em razão da experiência de estressores graves. Isso também é mais comum em pessoas com transtorno de humor e ansiedade relacionada à

Covid-19 durante a pandemia, pelo nível de angústia experimentado pelos indivíduos.[1] Eles também podem acontecer associados a outras questões psíquicas, como ocorre no transtorno de estresse pós-traumático, que geralmente compreende sonhos ruins com a repetição recorrente do evento envolvido. Contudo, existe a possibilidade de não terem relação alguma com qualquer distúrbio psiquiátrico.

Em relação ao estresse pós-traumático (TEPT), a American Academy of Sleep Medicine atualizou, em junho de 2018, suas diretrizes para o tratamento do transtorno de pesadelo em adultos. Nestes casos, uma sugestão que pode ajudar muito é a terapia de ensaio de imagens, na qual você é convidado a mudar a história negativa do seu pesadelo para uma mais positiva, fornecendo memórias relacionadas a visualização de imagens belas e reconfortantes, para acelerar a remissão dos pesadelos. Além disso, são primordiais a terapia cognitivo-comportamental e a dessensibilização e o reprocessamento por movimentos oculares. Algumas medicações também podem ser utilizadas no manejo dos pesadelos por TEPT.

Ainda falando sobre terapias e indo além, podemos ter resultados com hipnose, terapia de sonho lúcido, relaxamento muscular progressivo, terapia dinâmica do sono, terapia de autoexposição e dessensibilização sistemática. A psicoeducação com relação ao que pode ocorrer nos pesadelos recorrentes, o reforço da higiene e segurança no sono e o treinamento de relaxamento são muito eficazes na redução de parassonias como pesadelos e terror.[2]

Outra estratégia interessante é preencher um diário de sonhos. Ao acordar, todas as manhãs, você separa um momento para escrever sobre os seus sonhos em um caderno ou bloco de anotações específico para isso. Essa manobra pode ser realizada antes e depois da terapia de ensaio de imagens e ajuda a perceber as diferenças no conteúdo dos sonhos emocionais.

QUE TAL RELAXAR UM POUCO? APONTE A CÂMERA DO SEU CELULAR PARA O QR CODE ABAIXO!

Lembro-me de um encontro clínico que tive há alguns anos com um paciente, em que falava sobre a vida recheada de pesadelos em uma conversa acolhedora. Nosso combinado ali foi ressignificar a sua transcendência, olhando novamente

COLOCANDO OS LADRÕES DO SONO MENOS COMUNS NA PAREDE

para a prática da religiosidade ao inserir uma oração antes do sono e em períodos do dia em que sentisse a necessidade. A proposta era de que essa prática se tornasse habitual e comportamental. Em quatro meses, nós nos encontramos novamente. O paciente estava feliz com os ajustes em seu comportamento e o retorno para a igreja tinha trazido efeitos positivos que as medicações contínuas não tinham conseguido ainda. Existem benefícios de ser religiosamente ativo. Estudos mostram que aqueles que são ativos em sua vida religiosa são menos deprimidos, experimentam menos ansiedade e parecem ter uma perspectiva geral mais positiva da vida[3] e, pelo menos neste caso que trago aqui para você, também funcionou para melhorar o sono.

Isso reforça que, muitas vezes, as pessoas descobrem força e consolo em sua espiritualidade, por meio de conexões mais profundas com familiares e amigos, ou pela comunidade e práticas religiosas. A medicina atual, no entanto, ignora regularmente as dimensões da espiritualidade quando olhamos para a saúde do outro ou de nós mesmos. É um estado de negligência. Representa uma desvantagem da história substancial que liga a saúde à religião e à espiritualidade na maioria das culturas.

Em 2016, a enquete Gallup fez um trabalho com 1.025 adultos nos Estados Unidos, dos quais 89% acreditavam em Deus ou em um espírito universal; e 75% consideravam a importância da religião.[4] As consequências são significativas, especialmente porque um número crescente de pessoas em nossa sociedade pode estar enfrentando decisões de fim de vida[5] e a conexão espiritual torna tudo mais fácil.

Ferramentas para ajudar quem tem o transtorno do pesadelo são: tentar pensar em coisas positivas antes de dormir, rever os hábitos, ingerir alimentos mais leves, praticar atividade física regularmente e tratar uma possível apneia ou um distúrbio motor do sono. É possível se livrar dos sonhos indesejados, basta um tratamento adequado.

Alguém me encontrou lá fora de pijama – o sonambulismo

Realizar diferentes atividades motoras; falar, mas não fazer muito sentido; não interagir com outras pessoas; sentar-se na cama;

SUPERSONO

caminhar; mudar de roupa; e até mesmo se alimentar ou dirigir enquanto dorme são características dos sonâmbulos. É como um despertar não total ou um despertar abrupto durante o sono profundo, mas sem que a pessoa realmente acorde. Esse distúrbio do sono acontece com mais frequência em crianças, variando entre 5 e 15%, e bem menos em comparação com 1,5% em adultos. Isso provavelmente está relacionado a menos sono de ondas lentas durante a idade adulta, levando a menos oportunidades de episódios sonâmbulos. A crença generalizada de que o sonambulismo é um distúrbio benigno é errônea, pois o sonambulismo pode resultar em várias consequências adversas. Embora o sonambulismo infantil seja muitas vezes transitório e inofensivo, o sonambulismo na idade adulta tem um potencial de dano substancial, incluindo a colocação de si mesmo em situações perigosas (por exemplo, esbarrar em paredes e móveis, tentar escapar de ameaças imaginárias, sair de casa, ferir gravemente o parceiro de cama ou outros).[6]

Existe predisposição genética para o sonambulismo, tanto que gêmeos idênticos têm maior chance de sonambulismo do que gêmeos diferentes. Algumas classes de medicamentos, como antibióticos, anticonvulsivantes, antidepressivos, benzodiazepínicos, lítio, antipsicóticos, inibidores seletivos da recaptação da serotonina, quinina, betabloqueadores, antidepressivos tricíclicos e drogas Z, como o zolpidem, demonstraram desencadear episódios de sonambulismo em pacientes sem história prévia do evento. A privação de sono, especificamente superior a 24 horas, promove sonambulismo em indivíduos predispostos a ele. O hipertireoidismo também pode favorecer episódios de sonambulismo.[7]

Alguns gatilhos colaboram para o aparecimento do evento, e os pais podem:

- Reduzir fragmentadores do sono, como luz, barulho e outros estímulos, como a temperatura do quarto que, se estiver elevada, pode influenciar o sonambulismo;

- Diminuir o consumo de bebidas que deixam o sono mais superficial, como a cafeína, alguns refrigerantes e chás industrializados. Tais produtos devem ser consumidos durante o dia e nunca perto da hora de dormir;

> Muitas vezes, as pessoas descobrem força e consolo em sua espiritualidade, por meio de conexões mais profundas com familiares e amigos, ou pela comunidade e práticas religiosas.

SUPERSONO

- Promover dias mais calmos. Aqueles mais agitados podem se traduzir em maior risco para o distúrbio do sono;

- Ter cuidados com a febre e outros distúrbios do sono como ronco e apneia do sono. Eles podem estimular os eventos, assim como horas de sono insuficientes na noite anterior.

Vale sempre manter uma rotina de sono em crianças com histórico de sonambulismo. Em geral, a mudança nos hábitos é suficiente para o controle dos eventos. Medicamentos são indicados apenas em casos específicos, em que as crianças coloquem a própria saúde em risco.

Uma atenção que precisa ser dada às pessoas portadoras desse mal é quanto à possibilidade de elas se machucarem ao colidirem com objetos. Pacientes que apresentam sonambulismo têm o potencial de se machucar fisicamente. Os pais de crianças sonâmbulas devem tomar medidas para evitar situações inseguras, como cair das escadas ou das varandas. Os sonâmbulos devem sempre ter seus quartos no primeiro andar da casa, e janelas e portas devem estar firmemente trancadas. Ao lidar com uma criança que esteja em estado de sonambulismo, os pais não devem tentar nenhuma intervenção e devem evitar dar tapas, sacudir a criança ou gritar com ela.[8] Se a criança despertar, poderá acordar confusa, por não saber onde está. O ideal é orientá-la e induzi-la a ir para o quarto, com calma, e colocá-la na cama novamente. Geralmente, como não existe um despertar consciente, ela volta a dormir e nem se lembra do que aconteceu. Não é comum acontecer mais de um episódio por noite.

Esses dias atendi uma paciente que já tratava de sua asma comigo há muitos anos, com uma descompensação por um estado gripal. Durante a consulta on-line, ela me pediu para avaliar um vídeo de sua filha. Disse-me que, ao acordar pela manhã e ir até o quarto da filha, encontrou um pão na mesa de cabeceira, enquanto ela ainda dormia. Perceba como as projeções pré-sono podem gerar conteúdos durante o sono: analisando o vídeo, ela entendeu o que teria ocorrido durante aquela noite. Vimos sua filha descendo as escadas com a mão devidamente no corrimão, assim como é ensinada, indo até a cozinha, com as luzes apagadas, abrindo o pacote de pão que tinha elogiado um pouco antes de dormir, quando desceu para beber

COLOCANDO OS LADRÕES DO SONO MENOS COMUNS NA PAREDE

água, e subindo novamente com o pão em sua mão. Em seguida, coloca o pão ao seu lado até ser despertada pela mãe e não se recorda de quem teria levado aquele pão para lá. Esse vídeo está em minha rede social, @drgleisonguimaraes.

O despertar programado ou hipnose apresenta o maior benefício com os menores efeitos adversos nos casos em que o sonambulismo esteja causando sofrimento ao paciente ou à família. O despertar programado refere-se a acordar o paciente de quinze a trinta minutos antes do seu horário habitual de sonambulismo. A hipnose fornece a sugestão hipnótica de que o paciente acordará se tocar o chão com os pés. Ambas as intervenções devem ser praticadas todos os dias por duas a três semanas.

É relativamente comum também que crianças sonâmbulas se transformem em adultos que falam dormindo.

Pronto, falei o que não devia – o sonilóquio

Acredite se quiser: estima-se que 66% das pessoas vão falar durante o sono em algum momento da vida, em episódios geralmente associados a estresse ou febre. Já a população com sonilóquio recorrente, porém, é bem menor: cerca de 17% no mundo todo.

Na maioria das vezes, o que a pessoa fala é incompreensível e está relacionado ao conteúdo do sonho. Então a chance de revelar segredos ou mesmo as senhas das redes sociais, do celular e das contas bancárias é bem pouco provável de acontecer. Quando não está associado a outro distúrbio do sono, que realmente pode ocorrer, o sonilóquio é inofensivo para a pessoa que passa por isso.

Lembro-me de quando fiz o diagnóstico do meu sogro, o maior exemplo de generosidade que conheço, um segundo pai para mim, que tem apneia obstrutiva do sono e só parou de falar à noite depois de começar a usar o CPAP. Lá se vão mais de quinze anos dividindo a cama com a pressão positiva do aparelho e com a minha sogra. Antes, eram a conversa e o ronco, e agora esses barulhos deram lugar ao silêncio e ao sono reparador para ambos. Muitas vezes, quando

SUPERSONO

resolvemos o distúrbio do sono primário, ou de maior importância clínica, os outros problemas no sono deixam de coexistir. Isso também pode ocorrer quando tratamos o bruxismo e os movimentos de pernas naqueles que têm ronco e apneia obstrutiva do sono.

Antes de terminar essa resenha, e antes que a coisa fique feia para o meu lado, preciso dizer que minha sogra também é muito importante para mim, ela é minha segunda mãe. Amo muito os dois.

Fui parar na delegacia – distúrbio comportamental do REM

A observação de um cão tendo um sonho intenso e vívido, de conteúdo perturbador, que se assemelhava muito a um episódio de distúrbio comportamental do sono REM, no filme de animação *Cinderela*, datado de 1950, traz a genialidade de Walt Disney ao retratar com tantos detalhes o distúrbio, antes mesmo de ele ser formalmente descrito. Na cena, o cão latia, mordia, se mexia de um lado para o outro, enquanto Cinderela o chamava na tentativa de despertá-lo. Esta cena é a descrição perfeita para o distúrbio que descrevo agora.

Enquanto dormimos, ocorre lentificação progressiva da atividade cerebral, redução da percepção do ambiente externo e relaxamento muscular. Eis que, na hora do sono, a atividade cerebral se altera. Surge uma atividade cognitiva, várias áreas e funções se ativam, como a memória, as emoções e a criatividade. Os olhos passam a se mover de um lado para o outro, mesmo abaixo das pálpebras. É como se o cérebro despertasse para dentro de si. A despeito dessa atividade, o corpo se mantém inerte e paralisado, assim como ocorre a franca redução da percepção do ambiente ao seu redor. É um momento fisiológico único: o cérebro fecha suas entradas sensoriais e suas saídas motoras, mas apresenta franca atividade mental. Isso é exatamente o contrário do que acontece com os indivíduos que possuem esse distúrbio. Nos sonhos, eles ganham atividade motora. O sonho ganha vida, se é uma luta de boxe em que estou entregue em meu sonho, minha companhia de quarto pode sofrer, sem esperar, todos aqueles golpes.

COLOCANDO OS LADRÕES DO SONO MENOS COMUNS NA PAREDE

A presença do transtorno é menor que 1% na população em geral, mas pode ser maior no sexo masculino ou estar associada com outros problemas psiquiátricos possivelmente relacionados aos medicamentos prescritos para o transtorno comportamental. O início pode ser gradual ou rápido, e, em geral, o curso é progressivo. Está associado a transtornos neurodegenerativos e pode melhorar de acordo com o tratamento do problema subjacente.

Atualmente, sabe-se que quem sofre com o distúrbio comportamental do sono REM tem um risco de 40 a 75% maior de desenvolver, em dez anos, algumas doenças neurodegenerativas potencialmente graves, como a doença de Parkinson, a demência com corpos de Lewy e a atrofia de múltiplos sistemas. Os sintomas, sobretudo, podem surgir até décadas antes do desenvolvimento dessas outras doenças, o que nos dá indícios de que é um problema que precisa ser monitorado pelo médico ao longo do tempo. É possível também, em até 30% das pessoas, estar relacionado aos pacientes com narcolepsia, outra doença do sono, principalmente quando aparece em mulheres, o que nos obriga a pensar sobre a possibilidade de a narcolepsia ou o transtorno comportamental do sono REM serem induzidos por medicamentos, como antidepressivos tricíclicos, inibidores seletivos da recaptação da serotonina, inibidores da recaptação da serotonina ou noradrenalina e betabloqueadores. O distúrbio aparece também em casos de abstinência de álcool ou drogas, o que resulta em polissonografia que mostra sono REM, que, apesar de classicamente ter ausência de movimento nas pessoas normais, nesses casos permite a ação relacionada ao sonho vívido e tudo pode acontecer. Vai depender apenas do sonho.[9]

O problema é grave e esses movimentos podem ser violentos demais, fazendo com que o indivíduo machuque não só a si mesmo, como também o parceiro que está dormindo ao lado. A pessoa pode derrubar objetos em volta e até acabar caindo da cama, dependendo do salto que ela deu na luta durante o sonho. E é importante ressaltar que isso tudo acontece enquanto a pessoa está dormindo. Ela não saberá que isso ocorreu quando acordar. Ela pode até se lembrar do que sonhou, mas não que se movimentou enquanto dormia.

SUPERSONO

É comum este transtorno estar associado com outros distúrbios do sono, e o tratamento do problema concomitante pode ser positivo para a patologia. Foi exatamente isso que aconteceu com um paciente que eu já acompanhava durante algum tempo por problemas respiratórios, mas que a esposa o trouxe para o encontro clínico por sustos que ela tomava depois que o esposo adormecia e realizava movimentos bruscos e agressivos, dando chutes e socos. Ela havia começado a observar esse comportamento alguns meses antes, somado a um ronco progressivamente pior. Fez vídeos e trouxe as imagens que conseguiu captar com sons, em uma clara cena de violência doméstica com seu ator totalmente inconsciente, mas que às vezes permanecia de olhos abertos. Nesse caso, não havia sono reparador, por conta do distúrbio respiratório do sono, havia uma apneia obstrutiva grave, e escolhemos juntos tratar com a pressão positiva nas vias aéreas, o CPAP. Desde que ele começou a usar o aparelho, não aconteceram mais eventos e hoje ele está muito melhor.

Nesses casos, o distúrbio comportamental do REM, que acontece combinado com a apneia obstrutiva do sono, são tratados com o aparelho de pressão positiva e as melhoras são substanciais durante os sonhos em ¾ dos pacientes.[10]

O exame de polissonografia é um aliado e consegue fazer o diagnóstico pela constatação de ausência de tônus muscular no sono REM. Medicamentos também podem tratar pessoas com transtorno de comportamento REM. Se houver relatos de atividades perigosas, como bater ou correr durante esses episódios, pode ser necessário fazer alterações na área de dormir. Essas medidas servem para reduzir os danos, deixando os arredores da cama livres de objetos que possam machucar a pessoa. Até que os medicamentos estejam acertados, dormir sozinho é mais seguro, de preferência com grades protetoras nas beiradas da cama para evitar quedas. E tudo isso é feito para diminuir o risco de a pessoa se machucar ou causar danos ao companheiro de cama.

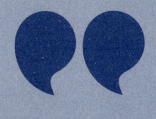 Sua rotina diária está diretamente relacionada às diferenças entre o sono reparador e o não reparador.

SUPERSONO

Já me chamaram de artista, pensaram que eu estava representando – a narcolepsia

Chegou o momento de falarmos sobre a narcolepsia, que vimos brevemente no intertítulo anterior. A palavra narcolepsia tem origem no grego νάρκη (*narké*) e λῆψις (*lepsis*), que significa, respectivamente, "dormência" e "ataque".

Ela é um distúrbio crônico que afeta o controle do sono e da vigília com a intrusão do sono REM enquanto você está acordado, ou seja, traz ataques de sono rotineiros e acaba sendo atribuído à má qualidade do sono. É pouco diagnosticado, e estima-se que 3,3 milhões de pessoas no mundo, sendo noventa mil em nosso país, incluindo crianças e adultos, sofram desse distúrbio segundo a Associação Brasileira do Sono. Segundo a Organização Mundial da Saúde (OMS), uma doença é considerada rara quando afeta até 65 pessoas a cada cem mil indivíduos.[11] Muitas vezes, você pode até ser mal compreendido e rotulado como preguiçoso, gerando dificuldades e constrangimentos em âmbito pessoal, acadêmico e profissional. Também pode ser responsável por acidentes de trânsito ou de trabalho por ter em 100% das vezes a presença da sonolência diurna severa e persistente. Essa sonolência excessiva é o sinal inicial e, por ser pouco específica, leva ao atraso no diagnóstico, que costuma ser feito em média dez a vinte anos após o aparecimento dos primeiros sintomas, caso o paciente não seja direcionado a um especialista, exatamente como aconteceu na história que vou compartilhar com você.

Tenho uma paciente que era funcionária de uma grande empresa e constatamos que ela só não perdeu seu emprego por ser concursada e trabalhar em uma estatal. Fiz o diagnóstico há dezoito anos. Ela dormia – mesmo sem querer – no meio da tarde, repetidas vezes, em sua sala, enquanto secretariava um diretor da empresa. Ele a entendia, mas foi quem mais sugeriu que ela procurasse um especialista em Medicina do Sono.

Em sua forma mais clássica, observada em apenas 10% a 15% dos casos, a narcolepsia é caracterizada por uma tétrade de sonolência

COLOCANDO OS LADRÕES DO SONO MENOS COMUNS NA PAREDE

diurna excessiva, cataplexia (ou fraqueza muscular generalizada que causa colapso muscular parcial ou completo) e perda súbita da contração dos músculos do corpo, que leva a quedas sem a perda de consciência, a ponto de não conseguir se manter de pé. Em outras palavras, a pessoa literalmente desmonta e cai no chão em qualquer lugar em que esteja. A fala também pode ser prejudicada e se tornar arrastada. No caso da minha paciente, esse foi o relato que me fez pensar no diagnóstico antes de qualquer exame.

Ela contava que, ao brigar com os seus filhos – na época adolescentes –, em algumas situações ela simplesmente caía onde estivesse. Ainda deitada, geralmente no chão, ouvia tudo o que estavam falando e eles aguardavam até que ela voltasse a interagir, literalmente "acordando" do desmonte, uma súbita perda do tônus muscular. Por praticar a doutrina espírita, referia percepções visuais e auditivas no sono ou quando despertava. Mais tarde, entendeu que são sintomas comuns da doença, chamados de alucinações hipnagógicas ou hipnopômpicas. O narcoléptico pode ter delírios visuais em razão do súbito despertar, fazendo com que ele fique confuso entre o que é sonho e o que é a realidade.

Após o diagnóstico, ela fez o tratamento e chamei a família para conversarmos pelo caráter de cronicidade da doença. Nesse caso, precisávamos pensar juntos em medidas de segurança, como cochilos programados e um reforço na higiene do sono. Fiz alguns laudos e relatórios médicos sobre as medidas sociais, as adaptações dos horários de trabalho, a importância dos turnos ajustados sem rotação e toda a relevância do suporte psicológico, que se tornou fundamental.

A psicoterapia também a ajudou a compreender sua condição. Nesses casos, a gestão de emoções é benéfica para prevenir acessos repentinos de sonolência e cataplexia. Essa competência é desenvolvida na abordagem cognitivo-comportamental, que ajuda os pacientes a modificarem suas ações e pensamentos negativos para que hábitos mais saudáveis sejam estruturados. Atividade física é fundamental, junto com a alimentação saudável. Hoje ela vive bem.

Como você pode perceber, esse diagnóstico é complicado e passa por diversas etapas que não valeriam a pena abordarmos aqui, entretanto quero reforçar que a medicação pode ser considerada

SUPERSONO

auxiliar nesses casos e o médico especialista é fundamental para o acompanhamento do paciente.

Acordei e estou preso – paralisia do sono

Imagine que você esteja em sua cama, quase acordando, mas, de repente, abre os olhos e não consegue falar, gritar, nem realizar nenhum movimento. Isso é a paralisia do sono. Temos aqui um fenômeno no qual a retomada da consciência no despertar acontece ainda em plena perda temporária do tônus muscular, deixando a pessoa temporariamente incapaz de se mover.

Nesses momentos, pessoas relatam pressão no peito e sensação de estrangulamento como queixas comuns. Além disso, o estado pode ser acompanhado por alucinações hipnagógicas, aumentando o pavor causado pela situação, que pode ser assustadora. As alucinações são associadas a um entrar e sair súbito de sono REM, no qual ocorrem os sonhos. Nessa fase, o corpo fica normalmente paralisado, com exceção dos órgãos vitais, como coração e pulmões, e os órgãos genitais. Naturalmente, após alguns minutos do despertar completo, tudo volta ao normal.

Esse distúrbio pode acometer aproximadamente 8% da população mundial e há relatos que mostram que ele está mais presente em estudantes e mulheres.[12] Essa condição raramente é experimentada repetidas vezes e só é considerada doença quando há recorrência, com pelo menos dois episódios em um período de seis meses.

Com frequência, a paralisia do sono é entendida pela pessoa como nada mais do que um sonho. Essa questão explica muitos relatos de sonhos nos quais as pessoas se veem deitadas na cama e incapazes de se mover. É um sintoma comum da narcolepsia, mas o seu fator de risco mais usual é o transtorno de estresse pós-traumático, seguido de ansiedade com transtorno do pânico. Alguns fatores aumentam a probabilidade da ocorrência de paralisia do sono, como maior nível de estresse e cansaço, sono irregular, privação do sono,

COLOCANDO OS LADRÕES DO SONO MENOS COMUNS NA PAREDE

uso excessivo de drogas e álcool, grandes mudanças no ambiente e indução de sono por algumas medicações, como antialérgicos.

Para algumas culturas, a paralisia do sono possui um significado cultural, religioso, espiritual ou relacionado ao desconhecido e sobrenatural. Já ouvi em conversas fora do consultório alguém se declarando com algum episódio interpretado como tal. Muitos escondem esses eventos.

Apesar de ser uma perturbação que provoca medo, é importante manter a calma ao perceber o evento de paralisia do sono. Faça um exercício de respiração e tente fazer leves movimentos como mexer os olhos, os dedos ou a língua. Isso pode trazer a sensação de retomada de controle do corpo. Se possível, lembre-se: esta é uma condição passageira, com duração em geral de até três ou quatro minutos. Essa sensação vai acabar.

A orientação para que esse evento não se repita vai sempre ao encontro dos cuidados pré e pós-sono, como evitar a irregularidade e a privação do sono, além de identificar precipitantes. Algumas medicações podem reduzir a frequência dos episódios pela supressão do sono REM e outra boa alternativa é a terapia cognitivo-comportamental.

É possível que você esteja agora se perguntando se essa modalidade terapêutica da psicologia serve para quase tudo no sono... A resposta é sim. Ela pode auxiliar na tentativa de ressignificar o pensamento por meio da reestruturação cognitiva e mostra que a maneira como interpretamos e lidamos com os acontecimentos e eventos é fundamental para nossa evolução. Contratempos sempre existirão, a questão é exatamente como você reagirá a eles.

Quando houver a suspeita de paralisia do sono, não se esqueça de conversar com um médico especialista em Medicina do Sono. Ouvir o profissional sempre faz toda a diferença.

Você me descreveu, e agora?

Sei que nem sempre a informação pode mudar os fatos, mas identificar e reconhecer o problema já é um bom começo. Segundo Einstein, "tudo aquilo que o homem ignora, não existe para ele; por isso, o universo de cada um se resume ao tamanho do seu saber".

SUPERSONO

Você não pode mudar o que não sabe e por isso falaremos, nos próximos capítulos, sobre as habilidades necessárias para ajustar o seu ciclo de vigília e de sono. Sua rotina diária está diretamente relacionada às diferenças entre o sono reparador e o não reparador, portanto, vai muito além de apenas pensar em como tem passado suas noites.

É claro que será necessário esforço para entender os seus padrões de descanso, sejam eles genéticos sejam adquiridos, a sua rotina de vida, as características de sua personalidade e os hábitos que você cultiva. Tudo isso ajudará você a decifrar seu sono e promover uma rotina de autocuidado, que é um requisito humano, uma necessidade básica e uma tomada de decisão importante ao optar em ser o seu primeiro cuidador, em ser generoso com você. A partir de agora, falaremos sobre um processo dinâmico, proposital e contínuo, então esteja pronto e busque conhecer a si mesmo, aprendendo e realizando atividades de autocuidado, que podem ser alcançadas por meio do próprio poder interior de estabelecer a saúde.[13]

E é justamente por isso que precisamos estruturar um plano pré e pós-sono. Chegou a hora de colocar em prática as manobras inteligentes da higiene do sono e ajustar os seus hábitos. Acredite: os resultados trazem incontáveis benefícios.

É importante, porém, reconhecer que leva tempo, talvez um pouco mais do que o necessário para terminar esta leitura. Como o tempo é um recurso cada vez mais escasso e não renovável, a minha entrega aqui será feita como se eu estivesse olhando em seus olhos. Estaremos frente a frente, lado a lado. Muito dependerá só de você. Principalmente a decisão de que ter uma boa noite de sono começa com o seu dia a dia.

Encontro você nas próximas páginas para falarmos sobre atitudes que são fundamentais para que seu sono seja melhor e reparador. Vamos de mãos dadas!

CAPÍTULO 6

O SONO É
SEU MAIOR
SUPERPODER:
ESTRATÉGIAS
PODEROSAS
PARA
TRANSFORMAR
SUA VIDA

APESAR DE NÃO TERMOS CONTROLE DO SONO, podemos considerar ações específicas pré e pós-rotina ao nos deitarmos na cama. São pequenos (e grandes) ajustes que vão transformar os nossos hábitos para que eles sejam mais saudáveis e coloquem, como consequência, o sono no eixo.

Para que possamos fazer isso, vamos partir do princípio de que existem três necessidades psicológicas básicas e inatas aos seres humanos na tomada de decisão: competência, autonomia e conexão com um grupo de pessoas. São princípios que melhoram a autoeficácia humana, ou seja, estamos sempre buscando conhecimento, habilidades e capacidades para que as escolhas sejam feitas da melhor maneira, reforçando a autonomia e determinando essas competências para seguir com energia em direção ao comportamento motivado.

Para que essa jornada funcione melhor, precisamos de consciência e preparo ao lidar com as mudanças. Existem também as estratégias de enfrentamento, que fortalecem a adaptação e auxiliam você a ter mais consistência e autonomia nas mudanças comportamentais, sociais e emocionais que promovem um sono reparador e uma vida muito melhor. E justamente por isso esta é a parte mais importante do livro.

Falaremos aqui sobre dois pontos importantes: psicoeducação e *sleep skills*. O primeiro termo que será explorado aqui constitui-se da parte *psico* (teorias e técnicas psicológicas existentes) e *educação*

SUPERSONO

(processo de ensino-aprendizagem). Com esse conceito temos o desenvolvimento social, emocional e comportamental do sujeito, e o que você está lendo atua como um agente de mudanças, fornecendo habilidades e práticas que têm embasamento científico.

Ao falarmos sobre *sleep skills*, estamos entrando na seara de habilidades ou competências em relação ao termo *skills*. Ele designa a capacidade de concretização, de modo eficiente, de determinado objetivo. Por outro ângulo, são as aptidões, o jeito e a destreza aplicados por cada pessoa em determinada tarefa. *Sleep*, do inglês, é o ato de dormir. Então juntaremos as competências e habilidades e as aplicaremos na melhoria contínua do seu sono.

O ponto fundamental aqui é entender que a motivação é importante, mas é a disciplina que constrói hábitos. Às vezes será 0% motivação, por isso desejo a você 100% de disciplina. Como Aristóteles já descrevia, "Só fazemos melhor aquilo que repetidamente insistimos em melhorar. A busca da excelência não deve ser um objetivo, e sim um hábito". Os hábitos geram consistência. A consistência molda o comportamento. O comportamento leva você aonde quiser.

Kit de preparo para dormir – a rotina, *sleep skills* pré-sono

Quantidade, qualidade, regularidade, continuidade e profundidade são alguns dos itens que influenciam diretamente o seu sono.

Seus comportamentos durante o dia, e especialmente antes de dormir, podem ter um grande impacto no seu sono. Podem promover um sono saudável ou estragar tudo. Isso significa que a sua rotina, o que você come e bebe, os medicamentos que usa, como organiza a sua agenda e como escolhe passar as noites podem afetar significativamente a qualidade do seu sono. Até mesmo pequenos ajustes podem significar enormes diferenças entre um sono reparador e uma noite superficial e agitada.

Pensando nesse ponto, chegou o momento de falarmos sobre pré-sono, isto é, tudo aquilo que você faz para se preparar para ter o sono ideal, de melhor qualidade e perfeito para você. O fio condutor

124

O SONO É SEU MAIOR SUPERPODER

dessa etapa é a higiene do sono. Esse termo, prática comportamental e ambiental desenvolvida no final dos anos 1970, refere-se a uma série de hábitos saudáveis que podem melhorar a sua capacidade de adormecer e permanecer dormindo. Por isso, é preciso identificar os comportamentos que mantêm o cérebro em estado de desalinhamento ou hiperatividade, para entender, gerenciar e ajustar o que for necessário para dormir melhor.

O nosso cérebro sente os efeitos de tudo que está ao nosso redor, fazendo com que o ambiente, o que consumimos, nossos encontros e outras atitudes do dia a dia ditem se ele pode ou não se desligar. Em muitos momentos, podemos estar enviando a mensagem para que ele fique alerta. Se você está ansioso, estressado, só vê notícias ruins e não reserva nenhum momento para o lazer, para brincar e rir com os filhos, ler um livro, orar ou meditar, provavelmente você não está desacelerando o seu cérebro para que ele se prepare para encerrar as suas atividades. É como entrar em uma curva a 150 km/h. Nesse momento, quando chega a hora de dormir e se deitar na cama, o sono não aparece.

Organizar nossos hábitos, priorizar o que for necessário e praticar a higiene do sono são condutas fundamentais para que esse processo de desaceleração aconteça. Essas atitudes vão privilegiar a homeostase corporal e trarão equilíbrio para a sua vida, para seu corpo, mente e espírito, contribuindo com o descanso. Dormir é natural, ou deveria ser, mas, se o sono não aparece naturalmente (ou surge no momento errado), temos aí o sinal de alerta de que as nossas atitudes estão confundindo o nosso cérebro e precisamos ajustá-las.

Falaremos, portanto, sobre intervenções psicoeducacionais de higiene do sono que vão formatar as suas *sleep skills* a partir de agora.

Cronotipo, muita coisa depende dele

Você sabia que a quantidade de sono necessária para o descanso varia de acordo com a nossa cronobiologia? Alguns até podem pensar que dormir oito horas por noite é o tempo ideal para descanso, mas a verdade é que essa quantidade e o horário de dormir e despertar vai variar de acordo com o seu cronotipo.

Cronotipo é a manifestação comportamental do conjunto de processos físicos do ritmo circadiano que acontece concomitantemente em nossa vida. Esse ritmo fisiológico é mantido em torno das 24 horas pelo ciclo diário de luz solar e escuridão. Influenciado pelos ritmos circadianos e mecanismos de regulação intrínsecos do sono, ele depende também de fatores externos, como pressões sociais, afazeres e rotina. Mas é uma variável independente de etnia e condição socioeconômica. Descobrir o seu cronotipo ajuda na programação e no entendimento de muitas tendências que ocorrem naturalmente e podem ajudar ou atrapalhar muito. É um passo fundamental para ter sono de melhor qualidade e em quantidade suficiente para você, no seu ritmo, sem um esforço exagerado, respeitando a sua cronobiologia (termo oriundo do grego: crono = *khronos*, que significa "tempo"; biologia = *biós*, que significa "vida"; logia = *logos*, que significa "estudo"). É o seu ritmo biológico, ou seja, os fenômenos biológicos que ocorrem de modo recorrente no seu tempo, com uma periodicidade marcada.

Vamos aos pontos fundamentais sobre esse tema.

Identifique o seu cronotipo

Ao analisarmos os ciclos circadianos individuais, sabemos que eles envolvem não apenas o sono, como também a alimentação, os hormônios, o metabolismo, seu desempenho e até mesmo suas emoções. Se você sabe quando suas funções cognitivas estão no auge, os horários de trabalho e descanso podem ser planejados de modo mais conveniente.

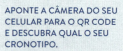
APONTE A CÂMERA DO SEU CELULAR PARA O QR CODE E DESCUBRA QUAL O SEU CRONOTIPO.

De acordo com as respostas que você obteve, podemos avançar para quais são os tipos de cronotipo existentes, que variam de acordo com os períodos de rendimento e as horas de sono. Entenda melhor quais são eles.

Dormidores curtos

Independentemente do cronotipo, são pessoas que precisam de menos horas de sono para descansar e acordar com disposição.

O SONO É SEU MAIOR SUPERPODER

Cerca de seis horas por noite são suficientes para a pessoa acordar bem no dia seguinte. Esses indivíduos despertam dispostos e não apresentam alterações maiores de humor, cognitivas e sociais. Isso faz com que o dia deles tenha mais horas úteis. É a imensa minoria.

Dormidores longos

São aqueles que necessitam de mais do que as oito horas de sono indicadas, chegando a dormir por até nove horas por noite para poderem despertar descansados.

Dormidores longos e dormidores curtos existem, porém a prevalência é muito baixa, somam apenas 5% da população.

Existem também outras três classificações de cronotipo, nas quais todas as pessoas se encaixam, em maior ou menor proporção. São os matutinos, que precisam dormir mais e geralmente acordam mais cedo e dormem mais cedo, pois funcionam melhor de dia. Os vespertinos, que precisam de menos sono, dormem mais tarde e tendem a acordar mais tarde. Já a maioria das pessoas, porém, se encaixa em algum lugar intermediário entre esses dois polos. A classificação é muito simples de entender. Vamos a elas.

Cronotipo diurno ou matutino

Pessoas com cronotipo diurno são aquelas cujo pico de produção de melatonina ocorre antes da meia-noite. São indivíduos que precisam ir para a cama cedo e são mais ativos nas primeiras horas do dia, têm melhor desempenho pela manhã e queda da produtividade nas primeiras horas da noite. Em geral, dormem entre 22 horas e 6 horas da manhã. Correspondem a cerca de 12% da população e os definimos como adiantados ou madrugadores, uma vez que dormem e acordam mais cedo.

Essas pessoas costumam ser menos afetadas pelo jet lag social, tendo seus ritmos sono-vigília alinhados com o relógio social comum. Essa condição resulta em problemas de sono menos graves. Já o cronotipo noturno é contrário a isso e apresenta uma relação descrita como procrastinação na hora de dormir.[1]

SUPERSONO

Se alguém se levanta às 6 horas da manhã e aparece no trabalho mais cedo, é visto potencialmente como mais comprometido. Os matutinos estão positivamente associados tanto à consciência quanto à satisfação com a vida, além de uma associação positiva entre manhã e religiosidade (Deus ajuda quem cedo madruga), também por isso poderiam se beneficiar de maior bem-estar psicológico, graças a características de personalidade e atitudes em relação à religião.[2] Existem algumas evidências de preconceito implícito contra os vespertinos, taxados como mais preguiçosos, indisciplinados, imaturos, criativos e jovens, mas se trata apenas de preconceito.[3]

E tome consciência: nada é tão bom que não possa ser melhorado.

Cronotipo vespertino ou noturno

Este é o grupo que, por mais que tente, não consegue ir para a cama cedo, às vezes caindo no sono apenas nas primeiras horas da manhã. Consequentemente, quem tem o cronotipo noturno também acaba acordando mais tarde. O pico de melatonina dessas pessoas pode acontecer até as 6 horas da manhã. Os vespertinos são donos da maior tendência a hábitos irregulares de sono, com horas reduzidas de segunda a sexta e uma tentativa de compensar o sono no fim de semana, mas sem efeito compensador eficaz. Por isso, tendem a cochilar e usar mais estimulantes de dia e mais indutores do sono à noite, além de serem mais propensos a ter uma alimentação inadequada.

Os vespertinos extremos representam aproximadamente 6% da população, e, ao contrário dos matutinos, estão sempre atrasados: o horário para despertar e se deitar ocorre mais tarde e essas pessoas têm seu período de maior produtividade no período da tarde.

Embora tenha raízes biológicas e genéticas e não varie de mês para mês ou de acordo com a estação do ano, o cronotipo pode mudar à medida que você envelhece. Quando crianças, temos uma tendência à expressão de hábitos mais matutinos. A transição entre a infância e a adolescência é acompanhada do fenômeno do atraso de fase de sono, tendendo a avançar a noite. Os adultos jovens forçam mais para a vespertinidade, já os idosos, para a matutinidade.[4]

128

Cronotipo intermediário

Para esse perfil temos aqueles que estão no meio-termo entre ambos os cronotipos vistos anteriormente. Nem tão favoráveis ao dia nem à noite. Este é o cronotipo cujo pico de melatonina é ao redor das 3 horas da manhã e cujo sono ocorre, no geral, da meia-noite às 8 horas da manhã. Esse grupo apresenta maior flexibilidade de horário para executar as atividades do dia a dia e representa a maior parte da população. É como se o mundo tivesse sido feito para eles. Dentro dessa escala é possível que alguns estejam mais próximos ao cronotipo matutino e outros ao vespertino, mas com menor aproximação dos extremos.

Existem, inclusive, alguns estudos que já propõem aumentar a classificação de cronotipos para cinco, adicionando o moderadamente vespertino e o moderadamente matutino a eles. Vamos analisar agora alguns números.

Um estudo com quase 9 mil italianos adultos que preencheram uma pesquisa da web durante a primeira onda da Covid-19, entre março e abril de 2020, e depois em um segundo momento durante a segunda onda, entre novembro e dezembro do mesmo ano, resultou na seleção de um pouco mais de 2 mil voluntários que aceitaram participar de uma avaliação de acompanhamento cujo objetivo era analisar o cronotipo, a qualidade do sono, os sintomas de insônia e as queixas de depressão. O resultado revelou que o cronotipo modula o efeito do horário de trabalho nos padrões de sono, e veremos agora como isso é possível.

De acordo com os relatórios europeus e norte-americanos durante a pandemia, três em cada dez indivíduos do estudo trabalhavam em tempo integral em casa. O grupo de trabalho remoto mostrou um atraso geral na hora de dormir e no tempo de se levantar. Aqueles que são considerados vespertinos se beneficiaram de tal cenário, já que seu tempo de sono estava mais bem alinhado com o seu comportamento endógeno do que os matutinos. Por outro lado, os vespertinos dormiam mais quando trabalhavam em casa, mostrando um benefício em comparação àqueles que precisavam sair para trabalhar. Vale reforçar que os cronotipos vespertinos dormem

SUPERSONO

menos e apresentam distúrbios do sono mais graves em comparação com os matutinos, quando trabalham pela manhã. Os matutinos sofreram ainda mais quando trabalhavam fora de casa, porque também perdiam mais tempo se locomovendo até o trabalho.[5]

O mundo atual nos força à adequação a um horário de trabalho "padrão" tipicamente orientado para o matutino, e ao mesmo tempo temos uma pressão social que impõe acordar cedo pela manhã a partir do período escolar. Vencer esse sistema, pelo menos aqui no Brasil, é difícil, por mais que existam estudos nos quais observamos que os adolescentes seriam beneficiados no quesito alerta e desempenho, com um atraso no horário da manhã. Essa situação limita o tempo disponível para dormir e leva os adolescentes a acordarem em uma fase circadiana inadequada.[6]

É uma questão que acomete também os adultos, já que o trabalho matinal pode estar associado a sono mais curto, mais sonolência e fadiga, tornando seus efeitos mais acentuados nos vespertinos. Considerar a predisposição circadiana individual em todos os ambientes é difícil, por isso uma boa solução seria adiar um pouco o horário escolar de entrada e promover a flexibilidade no ambiente de trabalho, aumentando a produtividade e o desempenho, tanto pela melhora na qualidade do sono quanto pela saúde mental dos cronotipos tardios.

É claro que o cenário ideal seria aquele em que cada indivíduo pudesse adaptar o seu dia aos seus momentos de melhor desempenho e produtividade para que todos pudessem se sentir mais realizados e felizes. Contudo, a realidade em nossa sociedade é que os matutinos e dormidores curtos se beneficiam mais. Vespertinos e dormidores longos terão maior dificuldade, tentando dar conta de uma compensação circadiana que pode se ajustar melhor se houver um atraso de suas atividades de rotina diária.

Embora exista essa diferença, a preferência por atividades matinais foi associada a taxas mais baixas de depressão e promoção de uma saúde mental melhor, mostrando que algumas condições psiquiátricas como esquizofrenia, sintomas depressivos e transtorno ansioso apresentaram maior incidência no cronotipo vespertino.

Isso nos mostra que conhecer o cronotipo e o ritmo biológico pode ser ferramenta poderosa para que você tenha resultados

O SONO É SEU MAIOR SUPERPODER

melhores em seu dia a dia, ou seja, ao levar isso em consideração, podemos perceber também que o rendimento está diretamente relacionado à capacidade de utilização do tempo de cada um de acordo com uma escala subordinada a vitalidade de dia. Vamos ver agora a relação entre a capacidade de uso do tempo e o fluxo de energia.

Nível ótimo

Refere-se ao período de maior criatividade, clareza, foco, raciocínio pleno, síntese e concentração. O desejo é passar o dia todo nesse estágio. Os períodos de maior rendimento e eficácia podem ser alternados, porém incrementar tempo nessa fase a partir de pequenos ajustes é fundamental. Reconheça os seus horários de maior desempenho e aproveite-os da melhor maneira possível.

Nível bom

Aqui temos menor grau de atenção e concentração, mas o desempenho geral é adequado. O raciocínio é claro, a expressão verbal é fluente, porém a capacidade de concentração tende a ser menor do que no grau ótimo.

Nível médio

É o nível predominante em que existe energia para as atividades fundamentais, mas geralmente são tarefas que não exigem grande atenção e concentração.

Nível baixo

O grau de atenção e concentração é reduzido e a realização de atividades de maior dedicação intelectual será impactada. Nesses períodos, prefira atividades manuais ou aquelas rotineiras que não exigem tanta entrega ou responsabilidade.

Período de transição

Você está quase dormindo. É o período que antecede o sono, você precisa se entregar. Está chegando o melhor momento do dia.

131

SUPERSONO

Sono

Tempo de repouso e reparo, período desligado da sua realidade, que vai preparar você adequadamente para uma nova rotina, com momentos cheios de energia.

A partir dessa escala de prontidão para as atividades, proponho que você avalie suas horas mais produtivas por meio de um levantamento de rotina para programar as tarefas de modo mais racional e produtivo. Mas lembre-se: é possível adaptar e ajudar o corpo a render mais em determinados momentos, porém dificilmente um matutino extremo se tornará um vespertino extremo, e vice-versa. Eu mesmo, como um vespertino durante a infância e a adolescência, rendia muito mais no fim do dia, apresentando foco, atenção, concentração, aprendizado em níveis elevados e desempenho físico incremental à noite. Quando fiz o questionário pela última vez, entretanto, eu me enquadrei como a maior parte da população, classificado como um intermediário com tendência à vespertinidade. Corrigi então o meu tempo de descanso e hoje reconheço que preciso de sete horas de sono para ter um dia maravilhoso.

Quando se analisam os perfis de indivíduos matutinos e vespertinos extremos, os quais são categorizados como portadores das síndromes da fase adiantada do sono (matutinos extremos) e da fase atrasada do sono (vespertinos extremos), as correlações genéticas são mais fortes. Quando se fala em síndrome, é importante considerarmos que nem todos os vespertinos e matutinos extremos podem apresentar o conjunto de sinais e sintomas que caracterizam um problema de saúde, ou seja, que traga consequências indesejáveis e incompatíveis com o seu trabalho, escola e vida social.

Veremos ao longo do capítulo que existem muitas orientações que vão ajudar no protocolo pré e pós-sono, porém falaremos agora sobre pontos específicos para os cronotipos extremos, ou seja, práticas para os vespertinos e os matutinos que precisam ajustar o ritmo do sono com a sua vida.

1. Procure ter *horários constantes* de dormir e acordar. Se mantiver os mesmos horários todos os dias, o organismo

O SONO É SEU MAIOR SUPERPODER

tende a se habituar. Muitos tentam acordar mais cedo, mas continuam dormindo mais tarde, ou compensam no fim de semana e isso acaba confundindo o relógio biológico novamente. Lembre-se de evitar os extremos. Dormir muito tarde ou acordar muito cedo não deve ser o padrão para a maioria das pessoas, menos ainda para você.

2. Programe seu dia com folga de uma hora a menos durante a noite para as atividades, assim você consegue desacelerar. Se for um vespertino ou matutino, você tende a ganhar uma hora de sono e isso pode promover um dia mais pleno. Até duas horas antes de se deitar, encerre suas atividades do trabalho e não faça nada que demande maior atenção ou muita responsabilidade, para não atrapalhar o seu sono.

3. Luz é e sempre será o seu maior aliado. Use-a corretamente. Escancare a janela do quarto assim que abrir os olhos e se mantenha iluminado pelo maior tempo possível após o despertar. Esse hábito é ainda mais recomendado para os vespertinos, que devem evitar ambientes escuros pela manhã. Isso acontece porque a luz do sol nos acorda melhor e nos mantém mais alertas. O contrário também é válido. Evite muita luz à noite para não adiar a chegada do sono. Para os vespertinos que desejam ajustar melhor sua rotina, a recomendação é antecipar o apagar das luzes para que o sono chegue uma hora antes do habitual.

4. Pratique atividade física logo cedo. Manter-se ativo durante a manhã ajuda o indivíduo a deixar o corpo e a mente em estado de alerta, comprovando que o modo como você acorda todos os dias influencia como o seu dia será. Se acordar com muito sono, abra a janela ou acenda todas as luzes, pule da cama, tome um banho, ative o corpo. Fazendo isso você acelerará o metabolismo e conseguirá mais disposição. Muitos vespertinos não conseguem fazer exercícios de alta intensidade logo cedo, mas mesmo a atividade moderada, como uma caminhada, principalmente se for ao ar livre, sob o sol, promove benefícios na

SUPERSONO

ressincronização. Adote esse hábito para que ele seja reconhecido como seu comportamento natural.

5. Alimente-se logo ao acordar. Essa ação será mais fácil para os matutinos do que para os vespertinos, que não sentem fome assim que se levantam da cama. Respeite essa vontade, caso se sinta bem; entretanto, se você desejar ser um vespertino intermediário, adote essa regra. Use os sincronizadores a seu favor e não se esqueça de que a rotina regular da alimentação e o exercício físico são dois ajustadores potentes.

Exercícios físicos

Praticar atividade física regularmente é uma pedra angular da saúde e beneficia quase todos os sistemas do corpo. Muitas vantagens são vistas imediatamente, como redução da ansiedade, da pressão arterial e melhora do sono, porém algumas melhoras são vistas apenas no longo prazo, como melhora no controle de peso, ossos mais fortes e risco reduzido de mais de 35 doenças.

Quando não estão fisicamente ativos, os norte-americanos passam grande parte do tempo sentados, chegando a ficar seis horas por dia sentados durante a semana e 5,5 horas nos finais de semana, o que dá um total de 41 horas sentados ou 24%, equivalente ao período de sete dias. Isso não é muito diferente por aqui. Ser sedentário não apenas impede a pessoa de colher os benefícios do movimento, como também tem sido associado a consequências negativas para a saúde, que não podem ser compensadas por atividade física adicional. O tempo sentado pode incluir não apenas o dedicado ao trabalho de escritório, mas também aquele em que se está descansando em um sofá ou dirigindo um carro. A atividade física pode ajudar muito a regular quando o corpo espera estar acordado e promover um sono mais profundo à noite.[7]

Um grande estudo com mais de 38 mil pessoas revelou a existência de uma associação bidirecional entre sono e atividade física. Foi possível observar, com base nos resultados, que o sono pode funcionar como uma barreira para que o indivíduo esteja fisicamente ativo, ou seja, a privação crônica do sono pode prejudicar a prática

O SONO É SEU MAIOR SUPERPODER

de atividade física tanto por fatores diretos, como fadiga e sono-lência, quanto por fatores indiretos, como humor e diminuição da vigilância.[8]

Além disso, essa condição está relacionada ao aumento das concentrações de citocinas pró-inflamatórias, resistência à insulina e diminuição da tolerância à glicose, consideradas contribuintes para o cansaço físico. Ao mesmo tempo, a prática de exercícios regulares pode melhorar o sono. Tanto o exercício aeróbico (como a corrida), quanto o exercício de resistência (como levantamento de peso), podem melhorar a qualidade do tempo que você passa dormindo. Embora qualquer quantidade de movimento seja recomendada, as pessoas mais jovens geralmente precisam de mais exercícios do que as pessoas mais velhas para ter os mesmos benefícios.

Hoje, cerca de um terço da população adulta mundial não segue as recomendações da Organização Mundial da Saúde para realização de atividade física.[9] Segundo a OMS, os adultos devem fazer entre 150 e 300 minutos de atividade física moderada ou entre 75 e 150 minutos de atividade física intensa por semana para auxiliar na boa qualidade do sono. Isso significa que até um exercício isolado pode ser suficiente para promover o sono, em termos de qualidade e du-ração.[10] O esforço aeróbico regular ajuda as pessoas a adormecerem com mais rapidez, acordarem menos durante a noite e se sentirem mais descansadas na manhã seguinte. São efeitos comprovados por meio de muitos tipos diferentes de exercícios aeróbicos, atividades suficientemente intensas e realizadas por tempo suficiente para manter ou melhorar a aptidão do coração e dos pulmões. Exercícios como pedalar, correr, dançar e caminhar rapidamente são exemplos de atividades intensas. Até uma simples sessão de trinta minutos de atividade aeróbica, uma única vez, pode melhorar diversos aspectos do sono, como aumentar a duração do sono, reduzir o tempo para adormecer e aumentar a eficiência do sono (o percentual de tempo passado na cama realmente dormindo). Normalmente, o exercício à tarde ou no início da noite ajuda a dormir se for realizado em até, no máximo, quatro horas antes de ir para a cama. O exercício feito pou-co antes do sono aumenta os hormônios do estresse, o que pode piorar os problemas de sono.

SUPERSONO

A prática de atividades físicas melhora o humor e tem efeitos ansiolíticos e antidepressivos que podem auxiliar na melhora do tempo em que se passa dormindo. Treinar também pode reduzir o risco de insônia, apneia obstrutiva do sono (AOS) e síndrome das pernas inquietas (SPI). Vários estudos mostraram que o exercício pode reduzir a ansiedade pré-sono e melhorar a qualidade do sono em pessoas com insônia. Um estudo descobriu que um regime de doze semanas de treinamento aeróbico e de resistência levou a uma redução de 25% na gravidade da AOS, ao mesmo tempo que melhorou a qualidade do sono e reduziu a fadiga diurna. Um estudo semelhante em pessoas diagnosticadas com pernas inquietas descobriu que um regime de exercícios de doze semanas reduziu a gravidade dessa condição em 39%.[11]

Os benefícios são inúmeros. Exercícios de alta intensidade diminuem o apetite, muitas vezes por pelo menos trinta a sessenta minutos após terminar um treino. A atividade física também pode ajudá-lo a se sentir mais satisfeito após uma refeição. Infelizmente, as atividades sedentárias parecem ter o efeito oposto. Pesquisas mostraram que pessoas que passam mais tempo assistindo a programas de televisão consomem mais calorias e são mais propensas a estar acima do peso.

Em relação à intensidade da atividade, não temos mais como justificar a falta de exercício por não ter tempo, uma vez que a tendência tem sido dar maior importância à alta intensidade quando comparada com o tempo de duração. Exercícios mais intensos, como o treino intervalado de alta intensidade (HIIT), que consiste na prática de tiros curtos de exercícios muito intensos com breves intervalos de descanso, podem ser uma alternativa promissora para o tratamento de distúrbios do sono. Essa modalidade de atividade física mostrou um grande aumento na qualidade do sono refletido pelas pontuações globais do questionário que mede o índice de qualidade do sono de Pittsburgh. Um efeito favorável foi encontrado na eficiência do sono após a adesão ao HIIT de mais de dezesseis minutos com duração maior do que oito semanas, sendo superior ao ciclismo e ao HIIT com frequência menor do que três vezes por semana. Fazer esse tipo de exercício durante o dia ajuda

136

O SONO É SEU MAIOR SUPERPODER

a regular seu relógio biológico e é um ótimo promotor das fases do sono profundo.[12]

A atividade física regular é uma das melhores coisas que você pode fazer pela sua saúde. Seja um treino de equilíbrio, que pode melhorar o controle e a estabilidade do corpo, seja de flexibilidade ou alongamento, que aumenta a elasticidade e amplitude dos movimentos. Já as pesquisas sobre exercícios de resistência (como o levantamento de peso para fortalecimento muscular) e seus efeitos sobre o sono são um pouco mais limitadas. Mas a maioria das pessoas que praticam exercícios de resistência regularmente (cerca de três sessões por semana) apresenta melhor qualidade subjetiva do sono. O treinamento de resistência regular pode também ajudar as pessoas com insônia a adormecerem com mais rapidez e aumentar o tempo total de sono.

O exercício aumenta a produção muscular esquelética e a eliminação de uma substância responsável pela capacidade do cérebro de suscitar novos caminhos e conexões entre as sinapses (neuroplasticidade), além de promover a sobrevivência dos neurônios. O sono restaurador à noite é essencial para a recuperação e o crescimento dos músculos esqueléticos que foram desafiados durante o dia, por meio da liberação noturna do hormônio do crescimento, o GH.

E com isso temos apenas boas notícias. Os benefícios dos exercícios físicos para o sono parecem funcionar para todos, independentemente da idade ou de você apresentar algum distúrbio do sono, como insônia e apneia. Em indivíduos saudáveis, os programas de exercícios aeróbicos e de resistência ampliam o tempo gasto nos estágios de sono leve e profundo, aumentam a profundidade e melhoram o tempo total de sono. Um estudo com mais de 305 participantes, a maioria mulheres com mais de 40 anos, com diferentes problemas de sono, sugeriu que os exercícios regulares aeróbicos ou de resistência (entre dez e dezesseis semanas) também beneficiaram a qualidade do sono. Isso foi impulsionado principalmente pela melhoria da qualidade subjetiva do sono, como adormecer mais rápido e reduzir o uso de medicamentos para dormir. São muitos os efeitos diretos, mas existem também efeitos positivos sobre os distúrbios respiratórios e motores do sono, também mostrando diminuição da

SUPERSONO

apneia obstrutiva e melhora dos sintomas da síndrome das pernas inquietas.[13] A redução da dor também é um dos benefícios promovidos pela atividade física, como prevenção da dor lombar, que é o tipo mais comum de dor crônica e é frequentemente associada à baixa qualidade do sono.

Apesar de ser difícil explicar qual é a relação exata entre a melhora da qualidade do sono e a regularidade da prática de atividades físicas, existem três fatores que são fundamentais nessa equação: termorregulação, restauração corporal e conservação de energia. Por aumentar a nossa temperatura corporal durante a realização do exercício e por ela voltar ao normal após a prática, o exercício está associado à queda da temperatura corporal central durante a noite, favorecendo o sono. Como vimos anteriormente, engana-se quem acha que o exercício só é bom durante o dia, podendo ser aplicado no início da noite também para melhorar essa regulação de temperatura e promover sono mais profundo. Como parte desse ciclo, temos também a liberação de melatonina, ou seja, aqueles que praticam exercício físico mais cedo provavelmente iniciam essa liberação prematuramente e costumam ir para a cama mais rápido.

Já em relação à restauração corporal, temos durante o sono as condições ideais para a atividade anabólica, que é favorecida pela alta atividade catabólica durante a vigília. Por fim, existe a conservação de energia, que nos mostra que, quanto maior for o gasto de energia do dia, maior será o descanso necessário. Existe um balanço de energia que deve ser mantido. Somos equilíbrio.

Mais cedo ou um pouco mais tarde, o que precisa ficar claro é que a regularidade dos ritmos biológicos é um dos determinantes do bom funcionamento do nosso corpo e a manutenção da nossa saúde. Depois da prática dos exercícios físicos, o corpo pode levar até duas ou três horas para retomar a temperatura e os ritmos normais. E dormir com o organismo quente diminui a eficiência do sono. Por isso, a recomendação é: exercite-se sempre que possível, mas evite treinos intensos até três a quatro horas antes de dormir. Caso esse seja o seu único tempo disponível para se exercitar, opte por atividades de menor intensidade, como alongamento, caminhada, ioga e pilates.[14]

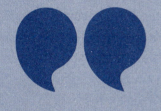

Os hábitos geram consistência. A consistência molda o comportamento. O comportamento leva você aonde quiser.

SUPERSONO

Para ajudar você com essa etapa, minha sugestão é montar um plano de atividade física que inclua os itens abaixo.

- **Frequência:** defina a frequência com que você fará a atividade, como, por exemplo, uma vez por dia, quatro vezes por semana, entre vinte e trinta dias por mês;

- **Duração:** programe a duração do exercício, variando, por exemplo, entre trinta e quarenta e cinco minutos, uma ou duas horas por dia, divididas em dois ciclos;

- **Intensidade:** será um esforço leve, moderado ou intenso? Essa definição é fundamental.

Se você me disser que gostaria de treinar todos os dias, mas que, infelizmente, hoje não consegue ter a sua rotina organizada, o que posso dizer é que compreendo e, de maneira enfática e entusiasmada, afirmo a você que o plano de metas de transformar o treino em um comportamento fixado no meu dia foi o que mudou a minha vida. Você pode continuar vivendo sem tempo para as coisas realmente mais importantes, atribulado e cansado, mas tenha a certeza de que tudo vai piorar. A minha rotina de atividade física fez todos os pilares da minha vida dispararem em direção à saúde e ao bem-estar, principalmente quando decidi acrescentar os sessenta minutos diários de exercício à minha rotina obrigatória, como tomar banho, alimentar-me e dormir.

Após pensar nesses pontos, considere cumprir no mínimo 150 minutos de exercícios aeróbicos de intensidade moderada e mais dois dias de treino de resistência em sua semana. Lembre-se de que o seu regime de atividade física deve começar devagar, com menor duração e menor intensidade, até avançar gradualmente. Se você está inativo, considere começar subindo as escadas de sua casa várias vezes ao dia e, em seguida, adote um programa de exercícios planejados, após uma avaliação médica, para alcançar melhor capacidade cardiopulmonar.

Por afetar diretamente a nossa sensação de bem-estar, considere o ambiente adequado para as práticas, olhando para as especificidades de cada tipo de atividade física. Exposição à natureza, por exemplo, sugere um impacto aditivo na função cerebral. Se puder, escolha sempre essa.

140

O SONO É SEU MAIOR SUPERPODER

Se, ainda assim, depois de tudo o que vimos aqui, você ainda estiver com dificuldades para encontrar tempo para praticar atividade física, lembre-se de que, no futuro, você precisará encontrar tempo para cuidar de doenças. Pense nisso. Escolha o que gosta, seja correr, pedalar, nadar, levantar pesos ou simplesmente sair para uma caminhada rápida. Mas não deixe de incluir isso em sua rotina. Seja generoso com você.

Regular estímulos é a chave

Você sabia que passar mais tempo do que o necessário deitado na cama pode influenciar negativamente o seu sono? Isso acontece porque fatores temporais e ambientais influenciam diretamente a qualidade do sono. O estilo de vida atual e os fatores ambientais são cada vez mais responsáveis pelas dificuldades para dormir, sendo a poluição sonora o estímulo ambiental que mais influencia os problemas com o sono, como bem descrito pela OMS. Mas vamos dar agora algumas dicas fundamentais que podem ajudar você a regular esses estímulos e promover a melhora na qualidade do sono.[15]

Cama

Deite-se apenas quando estiver com sono e permaneça na cama somente para dormir ou praticar atividades sexuais. Evite assistir à TV ou trabalhar nesse ambiente. O seu lugar de dormir não pode ter muito barulho. Se houver, use protetores de ouvidos.

Luz do dia

Obedeça à luz do dia. A luz solar regula uma série de funções do nosso organismo e uma delas é o sono. Passar uma hora em um ambiente aberto e exposto ao sol no período da manhã ou mesmo uma permanência menor perto do horário do almoço é um hábito que ajudará seu cérebro a entender a diferença entre os períodos de vigília (dia) e repouso (noite). O sincronizador externo mais comum envolvido nos ritmos circadianos é a luz. Com efeito, a luz solar, mas

SUPERSONO

também a luz de laboratório, em condições experimentais, artificial como a da sua casa, pode provocar ajustes de fase, possibilitando que, por exemplo, um ritmo endógeno de 25 horas seja arrastado ou ajustado para 24 horas.

A exposição excessiva à luz artificial ou a absoluta não exposição confunde o ritmo circadiano, promovendo o transtorno do ciclo sono-vigília diferente de 24 horas. Esse distúrbio ocorre nas pessoas que não recebem esses gatilhos luminosos, por isso é muito importante se expor à luz solar pela manhã ao acordar e permitir a escuridão habitual das noites. Além disso, dormir em um ambiente totalmente escuro deve ser regra para maior qualidade do sono e melhor secreção de melatonina pela pineal. O uso de cortinas que bloqueiam a luz também auxilia na melhor organização do ritmo biológico e no ciclo sono-vigília, com maior eliminação de melatonina pela privação da luminosidade. Outra estratégia para aqueles que não têm cortinas de bloqueio de luz é a utilização de máscaras para dormir.

Aparelhos eletrônicos

Desligue os aparelhos eletrônicos pelo menos sessenta minutos antes de dormir. Limite a exposição à luz brilhante durante noite. A luminosidade interfere no sono por meio da melatonina e do ritmo circadiano e a diminuição da luz natural no final da tarde pela retina é o gatilho para a glândula pineal iniciar a produção desse hormônio do sono, que age aumentando a sonolência e, portanto, facilitando a transição entre os estados de sono e vigília.

Quarto não é lugar para acumular eletrodomésticos nem aparelhos luminosos. Para você obedecer às boas práticas de higiene do sono, devemos evitar TV e computador nesse ambiente. O uso do celular também atrapalha o início do sono e a manutenção de um sono de maior qualidade. Mesmo a luz verde ou vermelha dos aparelhos conectados, dependendo de sua intensidade, pode influenciar negativamente o sono.

A recomendação seria apenas um abajur com iluminação de menor intensidade, evitando-se luz branca ou azul, com predomínio de projeção indireta, para leitura antes do sono ou para ser aceso se houver um despertar noturno, reduzindo risco de acidentes pela ausência total de luz.

Uma boa e definitiva estratégia é deixar as telas fora do quarto, mas, se você já tem o hábito da leitura antes de pegar no sono, a tecnologia pode auxiliar. E é justamente sobre esse hábito que falaremos a seguir.

Leitura

A leitura é um dos hábitos recomendados para promoção de uma boa rotina pré-sono. Costumo recomendar que os adultos leiam por, pelo menos, vinte minutos todas as noites, como um ritual. Por ser um hábito silencioso, diferente de assistir à televisão ou a vídeos pelo celular, ler antes de dormir é uma das melhores maneiras de fazer seu corpo relaxar e ser induzido ao sono leve e tranquilo. Mergulhar em uma história interessante é uma ótima forma de distrair a mente e se afastar dos problemas e preocupações do mundo real. Esse estado de alerta provocado por pensamentos sobre nossas situações cotidianas pode se apresentar em forma de ansiedade e pode ser revertido com o hábito da leitura, que ajuda a manter a atenção total à leitura, uma prática conhecida como *mindfulness*. Ler antes de dormir pode ajudar também a reduzir os batimentos cardíacos e aliviar as tensões musculares. Ler por apenas seis minutos já ajuda a reduzir, em aproximadamente 68%, os níveis de estresse, contribuindo para uma maior sensação de bem-estar.[16]

Sem contar que a leitura com uma luz indireta pode promover sensação de descanso aos nossos olhos e ser comprovadamente benéfica para a saúde cerebral.

Porém, como você já viu que a luz atrapalha a liberação da melatonina, quem gosta de ler em dispositivos eletrônicos, como tablet e celular, pode sofrer impactos negativos. Alguns modelos desses leitores digitais trabalham com tecnologias de tela do tipo *e-ink* (ou papel eletrônico), que simulam o papel impresso e não geram incômodo ocular e independem da luz para a leitura – por isso, não prejudicam o sono. São chamados de *e-readers*, ou leitores de livros digitais, desenvolvidos especialmente para ler livros, revistas e quadrinhos. O grande

SUPERSONO

diferencial do *e-reader* é justamente a tecnologia de tela *e-ink*. Caso você não tenha um desses, a dica então é optar por modelos sem iluminação ou escurecer a tela, de modo que não emita tanta luz e também não atrapalhe a sua leitura. Se for possível, prefira ainda o livro físico com uma luz indireta sobre a leitura, hábito charmoso e atemporal.

Restrinja seu tempo na cama acordado

Apesar de termos falado resumidamente sobre isso anteriormente, é válido trazer um tópico apenas para abordar com profundidade o assunto do tempo que você passa na cama acordado.

Como vimos, o recomendado é ir para a cama apenas quando estiver com sono, e, para auxiliar nesse processo, falaremos sobre a *terapia de restrição do sono*, que consiste na redução do tempo que a pessoa passa na cama, para que esse período não se aproxime do seu tempo total de sono. Por exemplo: se você dorme em torno de cinco horas e permanece na cama por sete horas, a recomendação inicial é reduzir o tempo despendido na cama para cinco horas. Permanecer na cama sem dormir não deve ser uma prática sua. A cama precisa estar conectada positivamente com o nosso sono. Se ao deitar-se, você não consegue dormir em vinte minutos, a recomendação é levantar-se e seguir com outra atividade preparatória antes de tentar dormir novamente; por exemplo ler por alguns minutos, assistir um pouco a um programa de TV ou adotar uma atividade mais calma, relaxante e tranquila, de preferência sem muita exposição à luz. Se você se levanta quando não consegue dormir e se deita novamente apenas quando se sente sonolento, ocorre o rompimento dessa associação negativa. Lembre-se de que demorar de cinco a vinte minutos para iniciar o sono é absolutamente normal.

O objetivo aqui é garantir que a cama seja um espaço que a mente associa ao sono e à tranquilidade, e não à impossibilidade de dormir.

Se você tem insônia, evite os cochilos

Os cochilos não são os vilões de nossa história, entretanto não são recomendados para aqueles que têm insônia e dificuldade para dormir ao se deitarem. Caso você já tenha um padrão de sono

O SONO É SEU MAIOR SUPERPODER

regulado, não há problemas em tirar pequenos cochilos, desde que isso não adie o início do sono noturno.

O limite de cochilos diurnos é de até 1 hora e eles nunca devem ocorrer depois das 16 horas. Cochilos no fim do dia não fazem bem para o sono da noite. Uma história que gosto de contar é a de um encontro que tive há algumas semanas, antes de entregar o manuscrito deste livro. Um senhor de 80 anos, bom e feliz ao lado da esposa há mais de cinquenta, vinha sofrendo muito pela solidão desde que ela, sua companheira de vida, o deixou por conta de uma infecção urinária com evolução rápida que a tirou dele em quatro dias. Contava que morava sozinho porque não tinha filhos, e, depois de dois abortos espontâneos que a esposa sofreu, desistiram de se tornarem pais. Mas, nos últimos meses, a cunhada e o esposo viraram companhia em sua casa, o que de certa forma gerou algum movimento naquele lugar que não tinha mais a alegria de antes. Foi emblemática a forma como ele chegou à clínica. Fui recebê-lo na porta e vi uma pequena sacola colorida com ele, mas não identifiquei seu conteúdo. Convidei-o para sentar e ofereci um café, sempre escolho um paciente no período da tarde para me acompanhar neste que é um ritual para mim. Ele não quis tomar o café e percebi que estava ansioso para me mostrar o que tinha nas três caixas que estavam dentro da sacola e que, nesse momento, mais próxima de mim, percebi que eram medicações. Continuamos conversando e ele retirou as caixas da sacola e me falou enfaticamente: "Doutor, esses remédios não adiantaram nada pra mim, estou usando há três semanas e continuo sem dormir".

Era uma caixa de vitaminas do complexo B, lorazepam 3 mg e clonazepam 2 mg, com as cartelas quase finalizadas. Combinamos não falar sobre as medicações e começamos a conversar sobre a história de vida dele desde o início. Ele contou que sempre teve tendência à insônia, mas, desde o falecimento da esposa, não dormia mais. Tinha dificuldade para iniciar o sono, para dormir por algum tempo e acabava por adotar o despertar precoce mais de cinco vezes por semana. Debatemos todos os seus hábitos de vida e descobrimos que ele adotava o cochilo com duas ou três horas de duração após as 14 ou 15 horas, e que nesses dias dormia ainda pior. Estava com a vida toda desorganizada, sem hora para

SUPERSONO

realizar atividade física ou se alimentar, e o único horário mais regular que tinha era o das idas a um mercado que ficava próximo de sua casa, onde fazia amizades e mantinha um ciclo de relacionamentos cultuados diariamente, inclusive com algumas mensagens trocadas pelo WhatsApp, que ele me mostrava com orgulho. Era bebedor exímio de café até à noite. Na verdade, a sensação era de insônia, mas o que ele realmente tinha era um ritmo anárquico de sono, sem organização do seu relógio biológico, sem rotina para o exercício físico, nem para a alimentação, e sem rituais para os momentos de sono. Dormia muito à tarde e muitas vezes invadia o espaço do início da noite. Não tinha nenhum sinal de problemas durante o sono, ao contrário, o que ele tinha eram questões no pré-sono (vida desorganizada, sem horários regulares, sem treino físico, com alimentação sem horários fixos). Na maioria dos dias, cozinhava o próprio alimento e, em outros, preferia comer no restaurante, também perto de sua casa. Alinhamos expectativas, ajustamos necessidades de correção de seus hábitos e traçamos um plano de ressincronização do ciclo claro-escuro. Sugeri luz intensa ao despertar, em torno das 5 da madrugada até as 8 ou 9 horas da manhã, e uso do sincronizador da melatonina para correção do ritmo. Falei com ele recentemente. Ele não sentiu falta das medicações anteriormente prescritas – mesmo reconhecendo que a dependência geralmente ocorre após quatro semanas de uso regular do medicamento. Ele se sentia melhor. E é claro que liberei o cochilo dele, com duração máxima de sessenta minutos, até as 3 horas da tarde, no máximo. Depois disso, vida ativa e sem recostar a cabeça, porque, se a pessoa fecha os olhos de dia, não dorme à noite. Era exatamente o que acontecia com ele e ninguém nunca tinha conversado com esse senhor sobre seus hábitos diurnos. Reforcei com ele que, quanto mais cansado e ativo ele ficasse durante o dia, maior seria o sono à noite e enfatizei também que sua noite dependia do que ele fazia durante o dia. Organizamos seus horários de despertar e dormir, de treino e de alimentação, as horas dos passeios, das visitas, reforcei a importância da prática da oração, da qual estava um pouco distante, e considerei também os períodos em que ele ficava na loja do cunhado. Planilhamos e contratualizamos os hábitos. Pela primeira vez saía de uma consulta médica diferente, disse.

Agenda e tempo de sono

Organize sua agenda para manter um horário regular de ir para a cama e despertar pela manhã. Estabeleça um horário para dormir e acordar. Embora alguns imprevistos possam acontecer, o ideal é determinar um horário e segui-lo.

Em relação ao tempo de sono, durma apenas o tempo necessário para se sentir descansado. Se com oito horas de sono você já se sente bem, evite dormir mais do que esse tempo, mesmo que não tenha compromisso no dia. Já dormir menos de seis horas é para bem poucos. Ter o hábito de dormir menos do que seis horas por dia não é produtivo e é motivo de preocupação.

Crie uma rotina de acordar sempre no mesmo horário, independentemente de ser final de semana ou não. Então, se o horário estabelecido for 8 horas da manhã, policie-se para sempre acordar neste horário, mesmo que tenha dormido menos na noite anterior. Você pode passar o dia com sono, mas isso vai ajudá-lo a regular seu ciclo circadiano. E aquela história de dormir um pouco mais no fim de semana para recuperar e compensar o sono perdido também não adianta. Os voluntários de diversas pesquisas, que dormiram pouco de segunda a sexta e muito nos outros dias até se sentiram menos sonolentos, mas foram piores em testes de atenção do que aqueles que tinham um ritmo de sono regular.

Uma pesquisa realizada na França com mais de 12 mil adultos, entre 18 e 75 anos, revelou que 35,9% dos indivíduos apresentaram sono curto, com duração menor do que seis horas; débito de sono maior do que sessenta minutos em 27,7% e maior do que noventa minutos, considerado grave, em 18,8% das pessoas. A quantidade média de sono diário durante a semana foi de seis horas e quarenta e dois minutos e, nos finais de semana, esse número subiu para sete horas e vinte e seis minutos. Mais de um quarto dos entrevistados (27%) disse que tirou uma soneca pelo menos uma vez durante a semana e cerca de um terço disse que o fez nos finais de semana.

SUPERSONO

Mesmo assim, apenas 18% dos homens e mulheres gravemente privados de sono conseguiram dormir o suficiente para compensar as deficiências crônicas do sono durante a semana. Como vimos, o tempo total curto de sono, menor do que seis horas, é um forte determinante de saúde que se correlaciona com problemas metabólicos, cardiovasculares e mentais, bem como com acidentes. Entre os 35,1% com débito de sono, 16,8% compensaram o débito recuperando o sono nos finais de semana. Cochilar e recuperar o sono no fim de semana apenas compensou o déficit de sono grave para um em cada quatro indivíduos.[17]

Sono curto, débito e restrição de sono durante a semana afetaram cerca de um terço dos adultos avaliados. Essa história de compensar o sono no fim de semana definitivamente não é recomendada como rotina.

Alimentação e estimulantes

Evite ingerir qualquer tipo de estimulante depois das 14 horas. Os estimulantes mais comuns são: café, Coca-Cola, guaraná, chimarrão e alguns tipos de chá preto que realmente podem superficializar e atrapalhar o seu sono. Ajustar os padrões de alimentação e entender o ciclo digestivo do nosso corpo são aspectos fundamentais e servem como reforço para os horários de nossa rotina. Precisamos funcionar com horários de refeição consistentes.

A sincronização necessária para o ajuste do relógio biológico só ocorrerá se nossos principais hábitos estiverem combinados, como o ritmo de sono e os horários regulares das principais refeições. Alimentar-se sempre no mesmo horário é importante não somente para uma digestão correta, direcionando fluxo sanguíneo para o cérebro, e não para as funções digestivas do trato gastrointestinal, mas também para que o fluxo de seu metabolismo se ajuste com os principais sincronizadores: a *luz* e a *temperatura*. Assim como, de repente, acender uma luz brilhante em uma sala escura pode alertá-lo e até assustá-lo, jantar tarde da noite diz ao seu corpo que ele está no modo acordado. Isso torna mais difícil para o seu organismo entrar no modo sono.

O SONO É SEU MAIOR SUPERPODER

Um sono mais saudável está enraizado em uma rotina saudável – e isso certamente inclui o que e quando você come. Isso vale para os finais de semana também.

Quando seu ritmo habitual sai do eixo por apenas dois dias na semana, você causa jet lag social ao seu organismo. E vale lembrar que as funções naturais do corpo não reconhecem dias específicos da semana, ou seja, controlar a nossa alimentação e tudo o que ingerimos é fundamental.

Evite alimentos muito pesados e que têm uma digestão mais difícil no jantar para evitar a insônia e um sono de baixa qualidade durante a noite. Um dos fatores reconhecidos como responsáveis pelo sono ruim e fragmentado é a doença do refluxo gastroesofágico, em que o conteúdo do estômago pode refluir silenciosamente pelo tubo esofágico. Essa condição gera incômodo e muitas vezes causa sintomas como azia, má digestão, sensação de empanzinamento, que é se sentir muito cheio, com um sono mais agitado e irregular. Existe um provérbio inglês que representa muito bem como deve ser a sua relação com a comida quando pensamos na qualidade do sono: "Tome o café da manhã como um rei, almoce como um príncipe, jante como um miserável".

Outro ponto fundamental que pode ajudar na qualidade do sono é evitar beber muito líquido em um horário próximo de dormir. Álcool também não deve ser utilizado como indutor do sono, nem outros estimulantes como bebidas que associam taurina, cafeína (na dose de 151 mg/473 ml), aromatizantes e corantes. A cafeína não deve passar de uma ou duas xícaras por dia e sempre no máximo até às 14 horas ou no máximo oito a dez horas antes de ir para a cama. Caso queira tomar um pouco de café após esse horário, prefira os descafeinados, mas não se esqueça de que eles ainda possuem cafeína, embora em menor quantidade. Vale lembrar que uma xícara do tradicional café coado tem entre 150 e 300 mg da substância, ao passo que o expresso varia de 90 a 200 mg.

Com seu status de droga socialmente aceita, a cafeína é consumida por aproximadamente 80% da população mundial e é um psicoestimulante amplamente acessível, encontrado em alimentos, suplementos e medicamentos. É um antagonista da adenosina, sugerido para reduzir agudamente a pressão do sono, estimulando o

SUPERSONO

sistema nervoso central com consequente diminuição da percepção de fadiga e sonolência. Por esse motivo, a cafeína é comumente consumida ao longo do dia, em resposta ao sono insuficiente, para promover estado de vigília. O uso dela para estimular o estado de alerta, no entanto, pode resultar em prejuízo no início e na manutenção do sono posterior, potencialmente criando um ciclo de sono menor e subsequente dependência da substância.

Os efeitos prejudiciais são inúmeros: prejudica o tempo para iniciar o sono e sua duração total, aumenta a vigília após o início e diminui a eficiência e a arquitetura do sono. Essa redução do tempo total depende da dose final de cafeína e da hora do dia em que é consumida em relação à hora de dormir. Quanto mais perto da hora de dormir e quanto maior a dose de cafeína consumida, maior é a redução no tempo total de sono.

Na prática, se você é um amante do bom café como eu, vou trazer alguns números interessantes. Temos no café um redutor de até quarenta e cinco minutos no tempo total de sono; aumento de nove minutos para iniciar esse processo; redução de 7% do tempo na cama; aumento de doze minutos do tempo acordado, com mais despertares após dormir; e aumento do tempo de sono leve, que provoca a sensação de falta de descanso.[18]

Outra recomendação é não consumir café durante a primeira hora após o despertar. Como a cafeína é antagonista nos receptores da adenosina, que se acumula no cérebro durante a vigília e aumenta a vontade de dormir, pressão do sono, o melhor horário para beber seu café é uma hora depois de acordar. Você sabe por quê?

Na primeira hora do seu dia, o corpo está com uma produção elevada de cortisol, adrenalina, dopamina, e já está naturalmente energizado neste horário. Se for ingerido café nesse momento, além de não aproveitar melhor os efeitos energéticos do café, o cortisol ainda faz com que seu corpo fique mais tolerante a ele. O interessante é que a produção do cortisol é inversa à da melatonina. O cortisol estimula a vigília pela manhã, mantendo a atenção durante o dia, e vai diminuindo gradualmente para permitir que a adenosina e a melatonina aumentem novamente e ajudem a trazer o sono à noite. Por isso, deixe o cortisol acordar você e tire proveito da cafeína só uma hora depois de abrir os olhos!

Será que vale a pena?

A nicotina também é considerada um estimulante leve, apesar de muitos fumantes relatarem que se sentem relaxados quando fumam antes de dormir. Essa substância ativa a dopamina, que atua nos centros de prazer do cérebro, atrapalha a liberação da melatonina e favorece a liberação de adrenalina, que é também outro estimulante. A nicotina o manterá acordado e tornará pior a qualidade do seu sono quando você adormecer. Em um estudo que analisou o uso de cigarros diariamente por estudantes da Universidade Federal de Pelotas, instituição de ensino localizada em uma cidade de porte médio do Sul do Brasil, a ocorrência de má qualidade do sono entre os indivíduos foi superior em comparação com os universitários não fumantes.[19]

O aumento do consumo de cigarros, associado à piora da qualidade do sono, estava relacionado ao fato de os alunos estarem longe dos familiares, tristes ou deprimidos, ansiosos, não terem bons rendimentos e apresentarem pior avaliação do estado de saúde.[20]

Talvez seja o momento ideal para você encarar essa informação como um incentivo para adotar hábitos de vida ainda mais saudáveis. Aproveite e pare de fumar, principalmente perto da hora de dormir. Se você fuma na cama, já se decida a partir de hoje a não fazer mais isso dentro de casa. É um pequeno ajuste que vai reduzir a quantidade de cigarros consumidos por dia. Os benefícios são vários e você ainda exclui a possibilidade de colocar fogo no quarto. Imagine só se você cochila com o cigarro na mão!

Assim, podemos falar que a grande conclusão deste tópico é que é necessário organizar suas refeições para que aconteçam no mesmo horário, não consumir alimentos pesados antes de dormir e evitar o uso de estimulantes perto do horário de deitar-se. Respeite seu sono e você ganhará muito em qualidade de vida.

Prepare o seu corpo para o horário do sono

Hoje, temos uma rotina muito estimulante e nossa realidade é bem diferente daquela que nossos antepassados viviam em meio à natureza. Justamente por isso precisamos refletir sobre nosso distanciamento da natureza e quanto isso nos adoece. Antigamente,

SUPERSONO

nossa ancestralidade acompanhava o nascer do Sol, o entardecer e, depois que a noite chegava, a escuridão limitava uma série de atividades. E assim a rotina seguiu até que, em 1879, a lâmpada elétrica surgiu trazendo claridade para a noite.

Consigo apenas imaginar como era pacata a noite dos moradores de Campos dos Goytacazes, maior município do interior do Rio de Janeiro, até 1883. A primeira cidade de toda a América Latina a receber luz elétrica nas ruas teve sua dinâmica completamente influenciada pelas luzes dos postes na região do centro, por onde tanto caminhei durante alguns anos, quando estudei na cidade.

Atualmente, a energia elétrica prolongou nossos dias e nos fez conseguir realizar atividades até tarde da noite, deixando-nos em estado de alerta máximo em alguns momentos. Além do estímulo da luz e do som, alguns conteúdos vistos na televisão e na internet – como filmes de ação ou suspense – também causam impacto emocional.

Por todas essas razões, é importante se preparar para o sono. Faça isso como um mantra. Comece reduzindo o número de luzes acesas cerca de duas horas antes do horário de dormir. Baixe também o som da TV e dos outros aparelhos. A diminuição da luminosidade ajudará seu cérebro a produzir melatonina, hormônio que avisa o corpo que chegou o momento de descansar. Quer uma regra para nunca mais esquecer? Utilize os números oito, quatro, três, dois, um e zero para um sono adequado.

Oito horas antes de se deitar é o limite para o consumo de cafeína; quatro horas é o limite para a realização de atividade física intensa; três horas é o tempo mínimo para não usar álcool nem se alimentar copiosamente; duas horas é o tempo ideal para interromper qualquer atividade que possa gerar estresse; uma hora antes é o recomendado para ficar sem tela; e zero é o número de vezes que você pode apertar o botão soneca de seu despertador. Simples, fácil e muito eficaz para que você durma melhor.

Rituais de relaxamento

Os tipos mais comuns de rituais são o relaxamento muscular progressivo e o *biofeedback*. O primeiro consiste em tensionar

O SONO É SEU MAIOR SUPERPODER

e relaxar diferentes grupos musculares de todo o corpo, com o objetivo de reduzir o alerta fisiológico, a tensão muscular. Na prática, funciona assim: enquanto você inspira, contraia um grupo muscular (por exemplo, a parte superior da coxa) por cinco a dez segundos, expire e libere repentinamente a tensão nesse grupo muscular. Dê a si mesmo dez a vinte segundos para relaxar e depois passe para o próximo grupo muscular (por exemplo, seus glúteos) e siga para o próximo grupo muscular, respeitando sua respiração. Já o segundo tipo é uma técnica que utiliza estímulos visuais (imagens neutras e que trazem conforto) e até auditivos, como músicas agradáveis, para desfocar sua atenção. Um banho quente ou morno, a leitura de um livro que traga paz ou uma música suave são ótimas sugestões de rituais que podem ajudar no relaxamento. Também é válido colocar algumas gotinhas de óleo essencial de lavanda no travesseiro ou em um difusor. Além do cheiro agradável, isso pode ajudar você a relaxar.

Nesse momento de preparo para o sono, não deixe que as preocupações tomem conta da sua mente. Caso você se lembre de algum problema, mantenha um caderninho ao lado da cama e escreva-os nele. Isso ajudará seu cérebro a não pensar tanto neles. Produtividade é a combinação certa de disciplina, foco e equilíbrio. Não é fazer tudo mais rápido, mas sim de modo correto.

Essa rotina pré-sono é fundamental. Como vimos, o banho quente é frequentemente recomendado como um meio simples de melhorar o sono. Alguns estudos têm mostrado benefícios do aquecimento corporal pelo banho quente. Um compilado de treze estudos identificou que as pessoas que tomaram banho quente antes de se deitar dormiram 36% mais rápido que as demais, tiveram uma qualidade de sono melhor e se sentiram mais descansadas no dia seguinte. Ao aquecer partes do corpo, especialmente mãos e pés, os vasos sanguíneos que irradiam calor começam a se dilatar. Isso leva mais sangue à superfície da pele, o que ajuda a acelerar a perda de calor, de modo que a temperatura do corpo cai, e isso age como um sinal para dormir.

O banho com água à temperatura de 40 a 42,5 graus Celsius foi associado à melhoria da autoavaliação da qualidade do sono, da sonolência diurna e, quando programado para acontecer de uma a

SUPERSONO

duas horas antes de dormir, por menos de dez minutos, também ajuda a reduzir significativamente o tempo para iniciar o sono.[21] Se não gostar de banhos quentes ou estiver com alguma recomendação para evitar o calor ou o vapor da água, você pode obter efeitos semelhantes com um escalda-pés, uma bolsa de água quente ou usando meias mais quentes.

Outros rituais de relaxamento podem ser rezar ou meditar. Escolha práticas que estimulem o relaxamento e você facilitará sua vida. O que eu gosto muito de fazer e funciona quase como um sincronizador para mim é tomar um chá entre 21 e 22 horas. A bebida sinaliza que meu ritual começou. Experimente!

Conexão corpo e mente

Um dos principais males do mundo contemporâneo é a brutal desconexão das pessoas com o próprio corpo e a própria mente, ou seja, a ausência de introspecção. Justamente por esse motivo, controlar o estresse, meditar e acalmar a mente são axiomas do bom sono.

Práticas de autoconhecimento e outras complementares como capoeira, chi kung, ioga, meditação, respiração e tantas outras riquezas da cultura humana podem ser até mais fáceis de acessar do que o caminho farmacológico, desde que exista acesso a treinamento de boa qualidade. O chi kung, por exemplo, é uma arte milenar chinesa que combina exercícios de respiração profunda, concentração e movimentos do corpo, com finalidade de canalizar, equilibrar e aumentar a energia vital. Precisamos resgatar, nutrir e articular os inúmeros saberes originários e tradicionais do nosso corpo e mente para evitar os estímulos negativos ao nosso redor, sem deixar de utilizar o explosivo acúmulo de saber científico, dentro e fora das religiões, com inclusão de todas as perspectivas.

Você pode tentar também a técnica de respiração 4-7-8, criada pelo médico norte-americano Andrew Weil, divulgada em 2015, mas que se baseou em métodos mais antigos, aplicados na ioga. Segundo o médico, a técnica deve ser praticada pelo menos duas vezes por dia para atingir o objetivo de relaxamento. A primeira orientação, antes de fazer a técnica, é sentar-se com as costas retas. Embora a

O SONO É SEU MAIOR SUPERPODER

prática possa ser feita em qualquer posição, essa é a melhor para começar. Na sequência, você deve colocar a ponta da língua atrás dos dentes incisivos superiores, tocando o tecido da gengiva. A língua deverá ficar nessa posição durante toda a prática, com o ar passando ao redor dela. Depois de feito isso, você deverá:

- Inspirar com o nariz durante quatro segundos;

- Segurar a respiração durante sete segundos;

- Expirar completamente o ar pela boca, sem mover a língua da posição, durante oito segundos.

- Repetir o processo mais três vezes.

Não se assuste caso a expiração seja barulhenta, pois isso é normal. Também não há nada de errado se os segundos exatos não forem alcançados em cada etapa. O importante é se concentrar na respiração e na sensação de relaxamento. Apesar de não haver comprovação científica, é uma forma de relaxamento parecida com a meditação. Respirar em um ritmo coordenado, fazendo com que o foco seja a inspiração e a expiração, pode ajudar no processo do sono. Com o passar do tempo, você vai se surpreender ao perceber que está respirando 4-7-8 em alguns momentos do seu dia, sem nem precisar pensar nisso. A respiração lenta promove um efeito positivo que ajusta a química do cérebro, reduz os batimentos cardíacos, favorece o sistema parassimpático, atenua o sistema nervoso simpático e acalma.

Assim, procure mecanismos internos, faça práticas de relaxamento que vão melhorar a conexão entre corpo e mente e use a respiração a seu favor. Relaxar para dormir é primordial.

Pensamentos e ruminações

Evite pensamentos que possam desencadear preocupação ou ansiedade antes de dormir, uma vez que o sono é facilmente afetado por fatores emocionais, particularmente pelo medo e pela ansiedade. O medo é uma reação normal, com função adaptativa e que se presta à autopreservação. Precisamos dele. No entanto, quando o medo é excessivo e toma conta da sua voz interna, passa a ser patológico e contribui muito para o desenvolvimento de um transtorno da ansiedade.

155

SUPERSONO

Sempre teremos períodos de maior estresse e preocupação intercalados com períodos mais calmos. Todos os dias podem ser assim, ou não, depende muito de como você lida com as adversidades.

Podemos criar uma reação de estresse fisiológico sem fim, dependendo do nosso pensamento. Quando nossa voz interna alimenta esse estresse, isso pode ser devastador para nossa saúde. A ativação contínua de nossos sistemas de resposta ao estresse como experiências estressantes, não ter uma rede de apoio social forte e a solidão podem ter efeitos drásticos em nossa saúde e estimular o surgimento de problemas e doenças cardiovasculares, distúrbios do sono, doenças autoimunes e vários tipos de câncer. Pensamentos negativos crônicos também podem entrar no território da doença mental, apesar de não serem sinônimos de depressão, ansiedade ou transtorno de estresse pós-traumático. Falatórios mentais repetitivos são uma característica comum nessas comorbidades e estão na base de uma variedade de questões de saúde mental.

Um bom exemplo disso foi a pandemia, que refletiu um período de incertezas e de riscos para as pessoas. Mas saiba que temos também uma enorme capacidade de resiliência e força interna. A maneira como lidamos com tudo afeta diretamente as nossas respostas às preocupações. Enquanto na pandemia algumas pessoas relataram preocupações excessivas e alto índice de dificuldade para dormir, alguns grupos dormiram melhor no período de confinamento social pela redução dos fatores estressantes do dia a dia. Alguns até se esqueceram das horas no trânsito, do excesso de poluição, do ruído e da iluminação noturna excessiva, com a possibilidade de ter mais tempo para dormir, repousar e efetivamente conseguir mais facilmente o relaxamento ideal para o sono.

Um descanso adequado é fator de proteção contra todos os transtornos mentais. A saúde do sono de um povo está fortemente associada à sua saúde mental.

Diário da gratidão: outra sugestão para o sono

Este é um espaço no qual você escreve diariamente afirmações e acontecimentos positivos em sua vida. É uma ótima maneira de

156

O SONO É SEU MAIOR SUPERPODER

conservar o sentimento genuíno de agradecimento e uma perspectiva positiva, aumentando a autoestima e a motivação, além de promover a autoconfiança. A gratidão é um sentimento que pode ser praticado e desenvolvido todos os dias, e o diário aumenta a capacidade de cura do organismo. Ele é, portanto, uma maneira de afirmar seus pensamentos e palavras, pois a escrita tem tanto poder quanto voz. Ela nos permite explorar áreas emocionais e cognitivas que nem sempre acessamos, por isso, cultive essa sensibilidade como rotina diária e faça disso uma tarefa simples. Desafie-se diariamente a criar razões para agradecer.

Mas como é possível fazer um diário da gratidão?

- Primeiro, defina uma data. O início de um novo mês ou ano, por exemplo, é uma ocasião adequada ou simplesmente a leitura deste livro.

- A primeira entrada do diário pode ter, por exemplo, uma lista das coisas pelas quais você é grato. Defina tudo que faz você se sentir grato e tente não repetir itens, assim a tarefa vai ficar cada vez mais desafiadora, mas seu senso de agradecimento e sua consciência vão se expandir na mesma medida. Para a maioria das pessoas, o ponto de partida é falar sobre coisas materiais, como sua casa, seu quarto, suas roupas e seu alimento diário. Ao pontuar esses elementos, descreva como se sente por tê-los. Em seguida, enumere as coisas materiais secundárias.

- Descreva o que é o sentimento de gratidão para você. Você pode, por exemplo, ser grato pelo simples fato de estar vivo, pelo seu corpo, pelo funcionamento de cada órgão.

- Pense em suas aptidões. Comece pelos seus sentidos: visão, audição, olfato, tato e paladar. Depois, estenda sua lista para as habilidades que tornam você único e especial, como saber ler, escrever ou cantar.

- Agradeça pelas pessoas que fazem parte da sua vida. Pense em todos que você ama. Anote o motivo de você se sentir grato pela vida de cada um deles e como essas pessoas

SUPERSONO

fazem você se sentir. Agradeça também por quem você não gosta e tente encontrar uma razão para apreciar o fato de essa pessoa existir.

- Demonstre gratidão pelas experiências. Todo mundo tem momentos de alegria que merecem ser lembrados e celebrados.

Após seguir as etapas anteriores e criar uma rotina de gratidão, a ideia é que você releia suas anotações quando achar necessário. A leitura de tudo que você já escreveu vai renovar suas energias.

Sonorizar o ambiente

O único sentido ainda ativo durante o sono é a audição. Por isso, o ruído branco pode atenuar fatores externos e promover calmaria cerebral, neutralizando e mascarando sons que prejudicam o sono, como cachorros latindo, objetos caindo, alarme tocando, pessoas conversando, trânsito ou mesmo o ronco de alguém que está dormindo ao lado. Justamente por isso, a sonorização do ambiente é utilizada como uma importante aliada para combater a insônia, por vezes diminuindo a necessidade de outros tratamentos. Funciona especialmente com aquelas pessoas que acordam mais facilmente com barulhos no meio da noite, uma vez que ela anula os estímulos sonoros maiores que acontecem ao nosso redor.

Mas o que é o ruído branco, afinal? É bem provável que você já esteja utilizando essa técnica sem saber. Um bom exemplo é o som emitido por um ventilador ligado ou pelo ar-condicionado. São sons contrastantes que têm como objetivo esconder barulhos externos. Tecnicamente falando, trata-se de um sinal sonoro com todas as frequências na mesma potência, regulares, e nenhuma delas sobressai. O principal benefício disso é criar um som que gera uma barreira de ondas sonoras. Teoricamente, o ruído branco faz com que o nível máximo da audição seja atingido, o que significa que outros estímulos, mesmo que intensos, não teriam a capacidade de ativar o córtex cerebral.

A sonorização ajuda a adormecer e relaxar, especialmente naqueles dias mais estressantes em que a mente não desliga quando nos preparamos para dormir. Vale comentar que existem também outros tipos de ruído, como o ruído rosa e o marrom, que se diferenciam pela acústica, com o rosa combinando frequências altas e baixas, como o som da chuva, ao passo que o marrom seria algo como o barulho de uma queda d'água a distância, uma cachoeira, por exemplo. Tais barulhos soam mais naturais, porém não conseguem bloquear os sons externos, diferentemente do branco, que é mais forte e amplo, constante, ideal para abafar outros sons.

Contudo a recomendação é utilizar a sonorização do ambiente com moderação, uma vez que a exposição frequente a esse ruído pode gerar atividade permanente das células ciliadas do sistema auditivo, o que demanda mais cuidados para recuperar qualquer dano causado nessa região, principalmente se o volume do ruído branco for alto a ponto de afetar a audição.

Outra estratégia é a ASMR, que significa Resposta Sensorial Meridiana Autônoma, nome dado a sensações de bem-estar, por causa da liberação de endorfinas, graças a estímulos visuais, auditivos e cognitivos. O principal benefício relatado pela comunidade que consome vídeos e áudios ASMR está no fato de ser uma prática que provoca relaxamento intenso. Ele pode ser tão intenso que induz o sono e pode ajudar a pessoa a dormir melhor. Se você nunca experimentou essa técnica, vale a pena acrescentá-la em seu ritual. Orações em ASMR podem ser poderosas.

APONTE A CÂMERA DO CELULAR PARA O QR CODE E ACESSE A PLAYLIST DE ASMR QUE PREPAREI PARA VOCÊ.

Quando se trata de melhora do sono, a música também parece ter efeito benéfico nos pacientes com insônia, por exemplo. Ela pode auxiliar o sono, principalmente por meio: (1) do relaxamento fisiológico ou psicológico; (2) da distração, como um ponto focal para se distrair de pensamentos estressores internos; (3) da sincronização de ritmos biológicos; (4) da redução do ruído de fundo incômodo; (5) da diversão, como ouvir a música preferida, emocionalmente relacionável ou agradável; e (6) da geração de expectativas e formação de crenças culturais individuais em torno da música.

Um estudo demonstrou efeito positivo da música na melhora na latência (período para iniciar) e na eficiência (quantidade) do sono. Já outro estudo, sobre os efeitos da música relaxante na saúde do sono, envolvendo música e exames de polissonografia, mostrou aumento na porcentagem do sono profundo.[22] No entanto, nem todos os instrumentos são agradáveis e relaxantes para nossos ouvidos. Músicas com piano e violino melhoraram a qualidade do sono em indivíduos com estresse pós-traumático, e a utilização desse tipo de instrumento como terapia melhorou, sobretudo, escalas de depressão.

Em termos de tempo para início do sono, o relaxamento associado à música e ouvir música apresentam vantagens significativas. Ao considerar a eficácia, a intervenção musical pareceu oferecer vantagens claras para adultos com insônia primária.[23] A música também é sugerida como estímulo potencial para alterar a nossa percepção do mundo, especialmente a percepção de estímulos emocionais, que é influenciada pelo seu estado emocional. Em outras palavras, como percebemos o mundo não depende apenas do que sabemos sobre ele, mas sim de como nos sentimos. Aquilo que ouvimos com maior frequência exerce influência sobre a forma como enxergamos o ambiente ao nosso redor. O cérebro concebe o mundo por meio das informações que chegam até ele. O humor, neste caso manipulado pela música, também pode alterar diretamente a maneira como você percebe o mundo.[24] Música é vida.

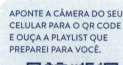
APONTE A CÂMERA DO SEU CELULAR PARA O QR CODE E OUÇA A PLAYLIST QUE PREPAREI PARA VOCÊ.

Sempre considere o perdão

Treinar o desapego e abandonar suas mágoas podem também ajudar você a dormir melhor. O ressentimento é fruto da experiência ruim que se guarda de uma ofensa, injustiça ou tratamento inadequado recebido de outra pessoa. Pesquisas que vinculam o perdão, a reavaliação compassiva e a empatia em comparação com a ruminação da ofensa demonstram evidências contrastantes de melhor sono, bem-estar e pró-socialidade no perfil indulgente. Qualidade e quantidade suficientes do sono são importantes para o bem-estar biopsicossocial e elas se retroalimentam.

Uma pesquisa entre 180 universitários norte-americanos, divididos em noventa homens e noventa mulheres, aplicou um modelo de

O SONO É SEU MAIOR SUPERPODER

abordagem diferente de perdão *versus* ruminação, e seus efeitos no sono. A pesquisa vinculou o perdão a um sono melhor em detrimento do insistir em uma ofensa. Evidências demonstram efeitos contrastantes da ruminação da ofensa *versus* reavaliação compassiva no perdão. A reavaliação compassiva (quando comparada com a ruminação) gerou respostas mais empáticas, indulgentes, positivas e sociais, com menos emoção negativa, como a raiva. A reavaliação compassiva também foi associada a um início mais rápido do sono, menos distúrbios do sono e menos intrusões de ofensa, que também prejudicam o sono. Em comparação com a ruminação, a reavaliação compassiva foi associada a mais empatia e perdão, melhor sono, bem-estar e melhor sociabilidade.[25]

Terapia de intenção paradoxal

Experimente ficar acordado durante a noite. Essa estratégia, chamada terapia de intenção paradoxal, consiste em convencer você a encarar sua dificuldade para adormecer. Com essa atitude, a ansiedade pré-sono é reduzida se você não ficar preocupado com o sono ou tentando dormir, mas sim pensando exatamente o contrário, insistindo em ficar acordado.

Com essa técnica, o início do sono pode chegar mais facilmente. É um ajuste que pode ser considerado quando existe essa preocupação com a hora de dormir, para reestruturar o significado da ansiedade, que atrapalha muito na indução do sono.

O santuário: mantenha o quarto confortável

A ideia não é organizar o quarto para que ele fique bonito para tirar foto e postar na rede social. Aqui estou falando sobre uma estratégia para cuidar do ambiente mais importante da sua casa para que nele você esteja em paz, ressignificando aquilo que é capaz de mudar o jogo. Falo do aconchego, do conforto e em colocar tudo em seu devido lugar, trazendo benefícios que estão além do que é racionalmente compreendido por nós, promovendo uma noite de sono reparador.

A sensação de um quarto arrumado é bem-vista pelos sentidos humanos. Além disso, o Feng Shui, técnica chinesa de harmonização de ambientes, descreve que uma cama arrumada é sinal de clareza

161

SUPERSONO

de pensamentos e organização pessoal. Já uma cama por fazer acaba atraindo a sensação de estagnação, interrompendo e atrapalhando o fluxo energético da casa.

O ambiente para dormir é muito importante, então tenha colchão e travesseiros macios, quarto arejado e em temperatura adequada. Esses são alguns dos elementos que ajudam a dormir e a não despertar ao longo da noite. A cama deve ser confortável e roupas de cama mais leves também podem ajudar. Ser aconchegante e quente facilita o ato de adormecer. Algumas pesquisas também revelaram que roupas de cama mais pesadas, conhecidas como *gravity blankets*, funcionam como cobertores de gravidade que geram mais conforto para o corpo durante o sono, simulando uma pressão de toque profundo que pode atenuar a ansiedade e o estresse, promovendo a sensação de conforto sentimental e corporal, como se você dormisse sendo abraçado. As pessoas que usaram esse tipo de coberta acordaram mais descansadas.[26]

Em outra publicação de 2008, do periódico *Occupational Therapy in Mental Health*, os usuários do cobertor mais pesado manifestavam 63% menos ansiedade e 78% preferiam essa estratégia a usar medicações para ter maior tranquilidade e sensação de paz. Ao mesmo tempo, controlar a temperatura ambiente e a troca de calor é importante. Sentir calor durante a noite ajuda a superficializar o sono.

É fato que o calor incomoda. Aqueles que vivem em locais de clima mais quente podem perder mais o sono, principalmente nos meses de verão. Foi realizado um rastreamento de sono, compreendendo mais de 7 milhões de registros de sono em 68 países, vinculando-os a dados meteorológicos locais. As noites quentes retardam o sono das pessoas, promovendo sono mais curto e de pior qualidade.[27] Da mesma forma, se você ficar mais quente durante a noite e tiver um edredom muito grosso, você vai suar porque seu corpo tentará regular sua temperatura. Mamíferos e aves são homeotérmicos, o que significa que geramos calor por meio de nosso metabolismo para manter a temperatura corporal acima do ambiente. Com esse fator, temos também que, quando entramos no sono não REM, naturalmente esfriamos.

Essa diminuição de temperatura desempenha funções importantes, como auxiliar na conservação de energia, restaurar processos

O SONO É SEU MAIOR SUPERPODER

cerebrais e promover a resposta imune. A sudorese durante o sono é uma queixa relativamente comum e cerca de 10% a 40% das pessoas relatam ocasionalmente terem sudorese noturna.[28] Por isso, ajuste a temperatura ideal para um sono confortável, deixando-a em torno de 17 a 22 graus Célsius, de acordo com as normas da Fundação Americana do Sono, lembrando que, para os alérgicos, o ventilador pode ser bem pior que o ar-condicionado higienizado regularmente. Todos os esforços para deixar o ambiente mais confortável podem promover um sono de maior qualidade e quantidade.

Manter as roupas de cama limpas e deixar a cama feita também são itens convidativos para boas noites de sono. Afofe os travesseiros, arrume o edredom para que ele esteja o mais macio possível e crie o próprio paraíso. Lençóis brancos podem ser particularmente tranquilizadores, mas é claro que tudo se resume à sua preferência pessoal. E não se esqueça de manter o espaço ao redor e embaixo da cama organizado e arrumado. Remova tudo o que não conecta você a um ambiente relaxante e restaurador, mantendo apenas o necessário, como um abajur na mesa de cabeceira.

Em uma análise recente, 75% dos entrevistados admitiram que não têm rituais para adormecer, mesmo isso sendo fundamental para a criação de uma rotina que sinalize que é hora de dormir. Outro dado preocupante é que metade das pessoas que afirmaram ter algum tipo de ritual de sono passa parte do tempo mexendo no celular ou vendo TV enquanto estão na cama. Embora seja amplamente divulgado que utilizar o quarto apenas para dormir e para atividades sexuais pode contribuir para um sono melhor, inesperadamente 60% dos pesquisados reconheceram que seu quarto não poderia ser considerado um santuário e 33% confessaram que fazem outras coisas na cama, como estudar ou comer.[29]

Por isso, respeite esse espaço e seja rígido consigo mesmo. Dormir e trabalhar no mesmo espaço não faz bem para ninguém. O ambiente é um pilar fundamental para uma noite de descanso mais feliz e transformar seu quarto em um refúgio paradisíaco do sono, que aciona automaticamente sua mente e seu corpo para mergulhar nesse momento merecido de paz, é a regra.

Organize o ambiente de dormir. Respeite seu santuário.

Em qual posição devo dormir?

Assim como a escolha do colchão e do travesseiro, a escolha da posição para dormir deve levar em conta os seus resultados pessoais. Todas as posições têm prós e contras e pode ser necessário mudá-las ao longo da vida e também de acordo com as suas condições de saúde e preferências. E, mesmo assim, tudo pode estar bem, desde que você acorde bem. Se você acorda com dor nas costas e com o pescoço travado, é sinal de que algo está errado e que ajustes precisam ser feitos. O colchão e o travesseiro não podem ser moles ou duros demais, e o segundo precisa ter altura para dar o suporte adequado ao seu pescoço, com alinhamento de sua coluna em uma posição mais confortável para um sono melhor.

A reeducação postural do sono, por sua vez, é importante para ajustar a melhor posição para você e fazer com que consiga dormir melhor. Em alguns problemas do sono, como no ronco posicional, a mudança da posição pode ser suficiente para resolver esse incômodo.

Apesar de tudo ser ajustável, dormir de lado é a posição mais indicada por ser a mais fisionômica para as pessoas. Para gestantes, pessoas com refluxo ácido ou aquelas que têm dores nas costas, que roncam ou que já possuem apneias durante o sono, dormir do lado esquerdo é especialmente indicado pelo melhor desempenho vascular nessa posição. Segundo um estudo realizado pelas Universidades de Stony Brook e de Rochester, nos Estados Unidos, essa posição beneficia a limpeza e a drenagem linfática do sistema nervoso central. Como o estômago está do lado esquerdo do corpo, dormir deitado sobre esse lado pode fazer com que o conteúdo desse órgão tenha uma passagem dos alimentos facilitada pela ação da gravidade e diminuir a chance de retorno do alimento para o esôfago. Deitar-se sobre o lado direito, principalmente se a pessoa não tiver respeitado as três horas de jejum antes do sono, pode aumentar o risco de refluxo ácido. Isso ocorre quando o conteúdo do estômago volta para o esôfago, o que pode causar desconforto, com queixas de azia, má digestão e empanzinamento, além de tosse e desconforto respiratório.

Na posição lateral é aconselhável sempre dormir com dois travesseiros, um na cabeça e um nos joelhos. O primeiro servirá de apoio

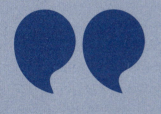 A saúde do sono de um povo está fortemente associada à sua saúde mental.

SUPERSONO

para a cabeça, em uma altura que se encaixe perfeitamente entre ela e o colchão, formando um ângulo de 90 graus com o pescoço. O travesseiro deve apoiar bem o pescoço e a cabeça, não permitindo nenhum espaço vazio. Já o dos joelhos deverá estar entre eles, mantendo-os preferencialmente semiflexionados. O conforto faz toda a diferença.

Essa posição, por outro lado, pode causar tensão nos ombros e, para quem tem dor crônica nesta articulação, é difícil de tolerar e ajustar. Dor fragmenta o sono!

Dormir de bruços não é uma boa opção. Isso deve ser evitado porque tal posição tensiona a coluna e o pescoço. A maior atenção nessa posição, no entanto, é para os bebês de até 1 ano, que nunca devem ser colocados com a barriga para baixo, pelo aumento do risco de morte súbita infantil. Cerca de 85% dos casos acontecem quando a criança está nesta posição.

De acordo com a Sleep Foundation, essa posição pode ter maior relação com o aumento da pressão intraocular, o que pode levar a casos de glaucoma e problemas na visão. Também pode aumentar o risco de aparecimento de rugas por causa da pressão no rosto, as chamadas rugas de postura. Ela pode, contudo, diminuir o ronco e aliviar sintomas de apneia do sono leve e, por isso, também é importante ser considerada.

Se você está muito adaptado a essa postura para o seu sono, use um travesseiro fino para apoio da cabeça, diminuindo a tensão no pescoço e nos ombros. Para diminuir a tensão na coluna, coloque um travesseiro fino abaixo do abdômen e da cintura.

Já a posição de barriga para cima não é recomendada porque pode aumentar o risco de dificuldade respiratória, com acentuação do ronco e das apneias. Para a pele, essa posição é defendida por dermatologistas, uma vez que ela não permite que a face encoste sobre o travesseiro e sofra pressão, com a consequente formação das rugas posturais, além de impedir a fricção do rosto com a fronha, fazendo com que os produtos de *skincare* sejam absorvidos pelo tecido da fronha.

Apoio é tudo e dormir abraçado também pode ser bom para a saúde. A ocitocina pode ser secretada em maior quantidade nessa configuração e ela ajuda o corpo a relaxar, reduzindo a pressão sanguínea, o que faz com que você tenha uma noite melhor. Já a chamada posição fetal, quando a pessoa dorme mais encolhida, pode ser recomendada

O SONO É SEU MAIOR SUPERPODER

para quem tem hérnia de disco, porque as pernas dobradas reduzem a tensão na coluna e podem aumentar o espaço entre os discos intervertebrais, com alívio da dor. Nesse caso, não se esqueça de escolher um travesseiro que permita um bom apoio à cabeça sem que ela fique inclinada, o que acontece com pessoas muito altas ou mais baixas.

Como saber, afinal, se você dorme na posição correta? É só observar se você acorda bem, descansado, pronto e revigorado para uma manhã com energia. Se você acorda assim, é sinal de que a posição escolhida é a indicada para você nesse momento.

Roupas de dormir

Dormir sem roupas íntimas é uma boa ideia para muitos, mas talvez não seja ideal para todos. Para quem gosta, certamente traz benefícios fundamentais, como:

- Melhorar a qualidade do sono. Isso acontece por maiores chances de adaptação à temperatura ambiente, especialmente em dias de calor.
- Reduzir a latência ao iniciar o sono. Você pode levar menos tempo para começar a dormir quando dorme sem roupas. A ausência das roupas de dormir diminui as barreiras físicas com o ambiente e o organismo se ajusta mais rapidamente.
- Melhorar a autoestima e autoimagem. Dormir sem roupas pode aumentar a satisfação com a própria vida, além de impactar positivamente na autoestima.
- Diminuir os níveis de estresse. Essa é especialmente para quem dorme acompanhado. Dormir sem roupas aumenta o contato pele a pele com o seu parceiro de cama, o que aumenta os níveis de ocitocina no organismo. Uma vez que a ocitocina é o hormônio do amor, ela trabalha a favor da regulação das emoções, do humor e da diminuição do estresse.
- Reduzir risco de infecções fúngicas. Tais como a candidíase e outras infecções e inflamações nas partes íntimas. O ambiente quente e úmido pode facilitar o acúmulo de secreções, o desequilíbrio da flora vaginal e a proliferação de fungos como a *Candida*.

SUPERSONO

- Aumentar a fertilidade masculina. O uso de cuecas apertadas pode diminuir a concentração de espermatozoides.

Em resumo, caso você ainda não pratique em sua casa o hábito de dormir sem roupas, minha sugestão é que você tente fazer isso quanto antes. Poderá ser estranho no início, mas depois os benefícios podem aparecer e, você pode se sentir melhor em alguns dos aspectos acima.

Sexo é sedativo natural: use-o

Estar com o sono em dia é fundamental para manter um bom condicionamento na "hora H". Mas sabia que a prática sexual pode ajudar a ter noites ainda melhores? A relação sexo e sono é bidirecional. Ele ajuda a dormir melhor e dormir melhor auxilia no desempenho sexual. O sono ajuda nos relacionamentos e no sexo: o estrogênio e a testosterona estão sob regulação profunda durante o sono. Pouco sono e de má qualidade pode interromper a liberação de hormônios sexuais.

A relação sexual antes de deitar pode proporcionar um sono relaxante, foi o que revelou uma publicação da Universidade Central Queensland, na Austrália. Cerca de 64% dos participantes do estudo relataram dormir melhor depois de fazerem sexo e atingirem o orgasmo. A razão mais óbvia é que o sexo costuma ocorrer principalmente à noite, na cama, e é uma atividade fisicamente exaustiva, o que pode ajudar, mas não é somente isso. A atividade sexual libera adrenalina, aumenta a frequência cardíaca, enrijece a musculatura, aumenta a pressão arterial, aumenta o gasto de calorias. Durante a ejaculação, os homens liberam uma mistura de substâncias químicas cerebrais, incluindo noradrenalina, serotonina, ocitocina, vasopressina, óxido nítrico e prolactina. Nas mulheres, o orgasmo eleva os níveis de estrogênio, melhorando o sono REM, fase do sono mais profunda e reparadora.[30]

Após o orgasmo, quando a adrenalina para completamente de ser liberada, todas essas mudanças são normalizadas, mas é como se você tivesse acabado de voltar de um treino pesado na academia. Mais relaxado que isso, impossível.

A amígdala, no cérebro, comanda uma descarga de endorfina para normalizar os processos hormonais depois do orgasmo. Também acontece a liberação de prolactina, que naturalmente já é mais elevada durante o sono. Ela baixa a concentração de testosterona no sangue rapidamente nos homens e de maneira mais devagar nas mulheres, causando a sonolência. Por isso eles querem dormir e elas preferem conversar.

Você pode não estar atingindo o orgasmo, e, por isso, seu organismo não libera ocitocina e endorfinas, substâncias que levam ao relaxamento profundo, e isso faz com que seu organismo continue em estado de excitação, que pode passar dos genitais para o corpo, em uma necessidade de "gastar" a energia acumulada. Pode ser também que seus orgasmos sejam menos intensos, liberando pouca quantidade de ocitocina e endorfinas. Nos homens, o orgasmo também libera a prolactina, espécie de sedativo natural, que pode melhorar a qualidade do sono, permitindo que a pessoa tenha uma noite mais restauradora. A prolactina também suprime a dopamina, um neurotransmissor que ajuda a pessoa a ficar acordada. Se o indivíduo já estiver no escuro, a ordem da melatonina será para que ele descanse.

A liberação de prolactina também explica por que os homens ficam mais sonolentos após a relação sexual do que após a masturbação: os orgasmos que acontecem durante a atividade a dois liberam quatro vezes mais prolactina do que os orgasmos promovidos pela masturbação. Além disso, o sexo que resulta em orgasmo (para ambos) parece melhorar a ligação entre o casal e pode promover ainda mais hormônios pró-sono. Pratique.

O nariz e o sexo

Para aqueles que vivem reclamando de nariz que entope quando se deitam, o que pode ser causado pelo equilíbrio de líquidos das pernas acumulados de dia e que se igualam em distribuição ao deitar-se, ou pelo refluxo gastroesofágico, pelo reflexo neural naso-pulmonar, ou por crise de rinite alérgica causada pelos travesseiros e lençóis, tenho uma novidade. O sexo pode ser, na verdade, uma boa arma para descongestionar o nariz. No nariz, existem as conchas nasais, ou seja, estruturas ricas em vasos sanguíneos que são fundamentais para aquecer, filtrar e umidificar o ar inspirado. Elas podem ser preenchidas com sangue e inchar, o que leva à congestão nasal e isso pode bloquear a passagem do ar,

SUPERSONO

dificultando a respiração. Durante o momento do sexo e de excitação, o sistema nervoso simpático – responsável por preparar o organismo para situações de perigo e esforço intenso, como uma fuga – entra em ação. Da mesma forma, quando uma pessoa se exercita, os níveis de adrenalina aumentam e os vasos sanguíneos se contraem. Contraídos, os vasos ficam também mais estreitos. O nariz, que estava entupido, se descongestiona e é possível respirar com mais facilidade.

Depois do orgasmo, o sistema nervoso simpático vai cedendo espaço para o parassimpático. Este coloca o organismo em um estado de relaxamento e repouso. A frequência cardíaca, sobretudo, começa a diminuir. Nesse ponto, o nariz começará a voltar, lentamente, ao normal em um intervalo de quarenta e cinco minutos até uma hora. Então, o congestionamento nasal, provavelmente, também voltará.

Sei que o que você deseja é ser mais ativo e cheio de energia, para alcançar melhor desempenho e resultados em todos os aspectos de sua vida, incluindo esse ponto que acabamos de tratar, portanto, cuide do seu sono. Ele é o seu maior superpoder.

Perfil de procrastinador

A procrastinação no sono é definida como o atraso voluntário de uma ação que se pretende realizar, apesar de esperar se sentir pior por causa do atraso na hora de dormir. Esse atraso, por sua vez, engloba uma ampla gama de comportamentos aparentemente sustentados por uma atitude que pode ser ativa (por exemplo: escolho continuar lendo um livro enquanto estou na cama) ou passiva (por exemplo: escolho percorrer as mídias sociais sem estar consciente de quanto tempo já se passou).

Por ser considerada uma falha na autorregulação, temos ali um comportamento no qual as pessoas se envolvem em atividades fáceis e agradáveis quando comparadas com a ação de maior esforço que trará benefícios a longo prazo. Ela é desadaptativa e está ligada a indicadores de sono inadequado, como má qualidade e duração do sono mais curta e aumento do cansaço durante o dia.

Mas como podemos definir, portanto, se somos procrastinadores do sono ou não? Vamos a algumas perguntas fundamentais para essa etapa.

O SONO É SEU MAIOR SUPERPODER

Você sente sono, mas tem preguiça de ir para a cama? Quer dormir e reconhece ser importante, mas insiste em assistir a mais um episódio de alguma série ou acaba lendo mais páginas do livro que falta pouco para terminar? Você usa o celular na cama e, quando percebe, se distraiu por muito tempo nas redes sociais? Você está cansado, mas quer fazer alguma coisa para não pensar nos problemas?

Essa avaliação é feita por meio da Escala de Procrastinação na hora de dormir (BPS),[31] instrumento amplamente utilizado, composto de nove afirmações, em que cada frase é avaliada com base em uma escala de cinco pontos, que veremos a seguir.

Escala de procrastinação na hora de dormir

Veja as afirmações abaixo e escolha uma pontuação variando entre 1 e 5 para cada uma delas, na qual o número 1 representa quase nunca e o número 5 representa quase sempre.

1. VOU DORMIR MAIS TARDE DO QUE PRETENDIA.	
2. DURMO MAIS CEDO SE PRECISAR ME LEVANTAR MAIS CEDO NO OUTRO DIA.	
3. QUANDO CHEGA O PERÍODO DA NOITE, APAGO AS LUZES IMEDIATAMENTE.	
4. FREQUENTEMENTE ESTOU FAZENDO OUTRAS TAREFAS QUANDO CHEGA O HORÁRIO DE DORMIR.	
5. FICO DISTRAÍDO(A) FACILMENTE COM ESTÍMULOS EXTERNOS, QUANDO NA REALIDADE DEVERIA DORMIR.	
6. NÃO DURMO NO HORÁRIO CORRETO.	
7. TENHO UM HORÁRIO HABITUAL PARA DORMIR E COSTUMO MANTÊ-LO.	
8. DESEJO IR DORMIR NO HORÁRIO CORRETO, MAS NÃO FAÇO ISSO.	
9. POSSO FACILMENTE INTERROMPER AS MINHAS ATIVIDADES QUANDO CHEGA O HORÁRIO DE DORMIR.	

SUPERSONO

Após terminar de aplicar a pontuação nas afirmações acima, faça a soma de tudo e analise o resultado. Esse valor poderá variar entre 9 e 45 pontos, sendo que maiores pontuações representam maior tempo de procrastinação na hora de dormir.

Para explicar pontuações mais altas, podemos considerar algumas condições psicológicas, fisiológicas, comportamentais e situacionais, como menor autocontrole, afeto negativo, uso de mídia eletrônica, cronotipo noturno, menor duração do sono, menor qualidade do sono e fadiga diurna. Menor autocontrole relaciona-se a procrastinação maior, ao passo que menor duração e qualidade do sono tendem a fazer com que os indivíduos sejam menos capazes de planejar ou resistir às tentações das atividades pré-sono e, por isso, procrastinam mais na hora de dormir. O cronotipo noturno tende a se envolver em mais procrastinação quando comparado ao cronotipo matutino por experimentar um excedente de energia antes de dormir.

O perfil procrastinador tende a relatar mais estresse, ansiedade e sintomas depressivos, ao passo que aqueles que costumam manter a rotina tendem a ser pessoas conscientes e com maior autocontrole para procrastinar menos.

Vale comentar também que as mídias sociais, apesar de não serem boas ferramentas para o horário de deitar-se, podem ser valiosas como atividades pré-sono para outros, ao separar os estressores diários de trabalho do restante da nossa vida. E justamente por isso, é importante escolher o que será visto e por quanto tempo, porque, de maneira geral, como estímulo luminoso, elas atrapalham.

Chegamos ao fim de mais um capítulo e espero que você já tenha começado a mudar os hábitos nocivos que possam estar impedindo você de ter uma boa noite de sono. Dormir bem em quantidade e qualidade é uma construção diária de hábitos saudáveis e um treinamento constante de melhoria e aperfeiçoamento. Não se preocupe, contudo, caso você precise sair eventualmente da rotina que vimos aqui. Não podemos tratar as exceções como regra e você pode voltar ao planejamento original assim que for possível. Aqui também, o lapso é diferente da recaída.

Espero que tenha gostado do que leu aqui e nos vemos no próximo capítulo, quando falarei sobre como a tecnologia pode ser usada a favor de um sono de qualidade.

CAPÍTULO 7

A TECNOLOGIA NEM SEMPRE ATRAPALHA: COMO MONITORAR SEU SONO

"O ROMANTISMO DEVE FAZER PARTE DA VIDA DE todos nós, porque senão a tecnologia rouba a melhor parte", relatou João Carlos Martins, pianista e maestro mundialmente reconhecido, em concerto incrível ao qual pude assistir na companhia de amigos muito especiais. E continuou: "Tudo que conspirasse contra a minha carreira aconteceu".

João Carlos Martins se viu, por diversas vezes, privado do contato com o piano. Aos 20 anos, estreou no Carnegie Hall, patrocinado por Eleanor Roosevelt. Em 1965, convidado para um jogo-treino da Portuguesa no Central Park, em Nova York, sofreu uma queda e lesionou o nervo ulnar, o que provocou atrofia em três dedos de sua mão direita, obrigando-o a parar de tocar piano por um ano. Voltou ao Brasil e tornou-se empresário de música e boxe por sete anos, trabalhando com Eder Jofre, bicampeão mundial de boxe. Conseguiu recuperar seu público e gravou praticamente toda a obra de Bach. Em maio de 1995, na Bulgária, foi golpeado na cabeça com uma barra de ferro em um assalto, o que provocou uma sequela neurológica que comprometeu seu braço direito, sendo necessário realizar trabalhos de reprogramação cerebral para que ele conseguisse movimentar a mão direita. Voltou a tocar com as duas mãos, entretanto os problemas nesse membro voltaram junto com uma dificuldade na fala, e ele teve de ser submetido a um novo procedimento cirúrgico. Depois disso, gravou seu último álbum usando as duas mãos. Em 2001, gravou o álbum *Só para mão esquerda*, escrito por Maurice Ravel para

SUPERSONO

Paul Wittgenstein, que perdeu o membro direito na Primeira Guerra Mundial. Com o correr dos anos, desenvolveu no membro superior saudável, o esquerdo, uma doença chamada contratura de Dupuytren, sendo submetido de novo a um procedimento cirúrgico, que não impediu que ele perdesse os movimentos da mão esquerda, impossibilitando-o de continuar tocando piano. Em 2003, já sabendo que não poderia mais tocar nem com a mão esquerda, conta que sonhou que estava tocando piano com Eleazar de Carvalho, que lhe dizia: "Vem para cá que eu vou lhe ensinar a reger". Mas, pela dificuldade de coordenação dos movimentos de seus dedos, João Carlos é incapaz de segurar a batuta ou virar as páginas na velocidade necessária para a leitura das partituras dos concertos, e o maestro faz um trabalho minucioso para memorizar nota por nota. Todas as músicas que rege precisam ser decoradas. Isso o faz memorizar uma média de 5 mil páginas de música por ano. Ele certamente dorme muito bem. Entretanto, começou a desenvolver distonia no membro superior esquerdo, que produz movimentos involuntários, e que o impediu momentaneamente de reger.

Em maio de 2004, esteve em Londres regendo a English Chamber Orchestra, uma das maiores orquestras de câmara do mundo. No desfile das escolas de samba do Carnaval de 2011, foi homenageado com o enredo *A música venceu*. Em 2012, ele se submeteu a uma cirurgia no cérebro para a implantação de dois eletrodos, com um estimulador eletrônico no peito, para recuperar os movimentos da mão esquerda, atrofiada, já que estava com a distonia bem avançada, atingindo todo o braço. Ele não abria a mão havia dez anos. Em agosto de 2017, foi lançado o filme *João, o Maestro*. Em 2020, durante a comemoração dos 466 anos da cidade de São Paulo, voltou a tocar com as duas mãos, sendo a primeira vez em vinte e dois anos que colocava dez dedos no teclado, com a ajuda de uma luva biônica, graças a um projeto desenvolvido pelo designer industrial Ubiratan Bizarro Costa. E terminou dizendo: "Quando apareceram as luvas é que vi a importância da tecnologia".

Desde que comecei a trabalhar com o sono, temos uma forma de vigilância dos pacientes que usam o aparelho de pressão positiva na via aérea – o CPAP. Atualmente, vários desses dispositivos

A TECNOLOGIA NEM SEMPRE ATRAPALHA

fornecem informações referentes à qualidade do sono e ao tratamento da apneia. Isso permite que o próprio usuário do CPAP possa acompanhar a evolução do tratamento durante o dia a dia, a fim de saber se ele está sendo eficaz. Alguns aparelhos de CPAP mais novos possibilitam que esse monitoramento e os ajustes no aparelho sejam on-line, em um sistema integrado em nuvem. Isso pode ser feito por meio do cadastro no site da marca do aparelho, assim, você passa a receber os feedbacks diários do seu tratamento.

À medida que a saúde digital ultrapassa a novidade para a necessidade, a adoção de tecnologia ajusta os padrões e melhora os resultados em nossa saúde. De acordo com uma pesquisa, 25% dos adultos dos Estados Unidos usaram um smartphone ou dispositivo para rastrear a duração de seu sono.[1] A tecnologia pode auxiliar a ciência em quase tudo, e no sono não seria diferente.

Em 2019, ministrei uma aula no congresso carioca de Pneumologia sobre a tecnologia e os métodos para diagnóstico dos problemas do sono, fiz uma extensa revisão da literatura médica e percebi que faltava pouco para a inteligência artificial começar a ser mais utilizada. Hoje, ela já se faz presente. A prática de rastrear medidas do sono, como a duração e as suas fases, tornou-se comum entre os norte-americanos, mas poucas dessas tecnologias oferecem aos usuários a oportunidade de entender aspectos mais subjetivos, como o nível de restauração que o sono está oferecendo. O processo de medir e analisar os nossos padrões de sono é feito por meio de monitores, conhecidos como *sleep trackers*. Os dados do monitoramento permitem que se identifique o que está ajudando ou prejudicando a qualidade do sono de modo muito mais preciso do que alguém perceberia baseando-se apenas em sua percepção. A tecnologia é uma grande aliada, apesar de ainda não ser totalmente eficaz em medir a qualidade do sono de maneira holística, ela permite acompanhar seu progresso e só isso já pode auxiliar bastante.

A tecnologia do sono também chegou aos smartphones. Monitorar e acompanhar esses dados de sono viraram moda nos últimos tempos e diversos aplicativos e gadgets, como relógios, oferecem a possibilidade de monitorar o sono em casa. Quando comecei a escrever sobre esse tema no livro, você não imagina as inúmeras propostas recebidas pela internet para monitoramento e as promessas de que os aparelhos trariam uma noite de sono tranquilo e profundo. Recebi ofertas de máscara de sono para relaxamento, música com bluetooth e até um aparelho vestível para diagnóstico de problemas mais comuns do sono. A tecnologia é realmente incrível, ouviu minha voz e leu meus pensamentos!

A busca por um sono de maior qualidade é o primeiro passo para criar hábitos saudáveis, mas o uso exclusivo de aplicativos para monitorar o sono não dispensa orientações médicas, a higiene do sono e toda a psicoeducação em sono. Quando esses aplicativos são avaliados por especialistas, junto de uma boa conversa e uma história clínica completa, é possível que tenhamos algumas informações válidas para que decisões sejam tomadas. No entanto, o uso pessoal e a análise feita pela própria pessoa podem não ajudar. Alguns aplicativos são melhores do que outros, e nada substitui uma boa análise do exame do sono completo, é claro! A polissonografia é o exame padrão ouro para detectar distúrbios do sono e avaliar sua qualidade.

Existem algumas formas de detectar que estamos dormindo. Uma delas é medir nossos movimentos corporais por meio de pulseiras ou sensores que ficam em contato com nosso corpo e inferem o período do sono pela redução dos movimentos corporais, como um aparelho que chamamos actígrafo. Outras funções desses aplicativos incluem a gravação de sons para detectar fala ou ronco e a possibilidade de tocar uma música leve para ajudar no início do sono. A tecnologia de sono tem um potencial incrível para melhorar o sono e a saúde dos usuários digitais, e o avanço dos dispositivos permite uma ampla gama de usos e configurações. Pensando nisso, selecionei alguns dos melhores dispositivos no mercado que nos ajudam a monitorar nosso descanso.

Para quem quiser avaliar, seguem alguns nomes de aplicativos que podem ser testados. Basta saber se são compatíveis com o sistema operacional do seu aparelho, iOS ou Android: *Sleep Cycle; Pillow; BetterSleep; Sleepzy; Sleep Calculator; Sleep Tracker.* Além disso, vários relógios funcionam como monitores de movimento com seus respectivos aplicativos, como Garmin e Polar. Alguns desses

A TECNOLOGIA NEM SEMPRE ATRAPALHA

aplicativos oferecem funcionalidades diversas para garantir um ambiente confortável, como músicas relaxantes, histórias e ruído ambiente, além da possibilidade de acompanhar os ciclos de sonos, alarme inteligente e detecção de ronco. O melhor aplicativo é o *SUPERSONO App*, que integra diversas funcionalidades e o conduz na prática de um sono muito mais reparador.

APONTE A CÂMERA DO SEU CEULAR PARA O QR CODE E BAIXE O SUPERSONO APP!

O mais novo rastreador de sono baseado em radar é um despertador inteligente para o nascer do sol que rastreia o ambiente e se integra ao dispositivo *Alexa*. O *Halo Rise* usa um sensor sem contato, de baixa energia, para realizar o monitoramento do sono. Também não há câmeras ou microfones, o produto usa sensores e aprendizado de máquina para rastrear a pessoa mais próxima e detectar as fases do sono a partir de movimentos e padrões respiratórios. Ele também possui sensores para medir a temperatura, a umidade e a luminosidade do ambiente, além de funcionar como abajur. Ele brilhará conforme os horários do nascer do sol, para que você possa acordar com um aumento gradual de brilho. É também possível definir um alarme inteligente que monitora os estágios de sono e o dispositivo o acordará no horário ideal, e não no meio do sono profundo, para que você levante mais disposto. O sensor de rastreamento de sono pode ser desligado para não interferir na sua privacidade e os dados de saúde do *Halo Rise* são criptografados em trânsito e armazenados em nuvem. É também possível baixar seus dados de saúde ou limitar o acesso a eles. Reconhecer essa estratégia permite agregar qualidade e quantidade de sono para muitas pessoas, e não somente auxiliar no diagnóstico simples de horas de sono ou mesmo na análise indireta de qualidade do sono.

Os smartphones e os relógios controlam nosso movimento, nossa localização, dizem o que devemos comer e monitoram nosso sono. Porém, ainda temos de assumir o protagonismo da nossa mudança. Esses sensores não fazem diagnósticos, mas podem auxiliar no acompanhamento da adoção de comportamentos mais saudáveis. Se o seu relógio ou o seu smartphone estão causando

SUPERSONO

ansiedade em vez de auxiliar você e até mesmo ocasionando ortossonia, insônia relacionada a busca perfeccionista pelo sono ideal, excessivamente focado no controle do sono, é hora de rever a rota e procurar ajuda.

Tecnologia, sono e terapia

No Brasil, há também pelo menos dois aplicativos que oferecem uma abordagem cognitivo-comportamental para as questões do sono: o *Vigilantes do sono* e o *Sleep up*. O primeiro tem como objetivo fazer as pessoas dormirem melhor com o uso da TCC-i (terapia cognitivo-comportamental para insônia), a terapia que é considerada pelos principais consensos médicos do mundo a solução mais eficaz para a insônia, com fortes evidências científicas. Os resultados de pouco mais de dois anos com mais de 50 mil usuários foram milhares de horas de sono recuperadas e muito aprendizado. Ele traz uma abordagem para a ansiedade, a depressão e a insônia e um monitor do sono automático, integrado ao aplicativo *Apple saúde* (também conhecido como *Apple Health*) na troca de dados de sono. Isso pode facilitar o preenchimento dos diários de sono e a análise secundária do seu sono, com atendimento especializado com profissionais de saúde e meditações guiadas, isso tudo acompanhado pela inteligência artificial, a Sônia, com sessões curtas e objetivas para melhorar sua qualidade de vida e saúde mental.

Outras modalidades terapêuticas também podem ser aplicadas com a ajuda da tecnologia, em plataformas de música ou outros aplicativos como o *SimplyNoise*, que oferece opções de ruído branco, rosa e marrom, além de um modo de oscilação e um timer para desligar o dispositivo sozinho. Existe ainda outro aplicativo denominado *White Noise Generator*, que permite criar combinações ilimitadas de sons diferentes em alta definição. Ou ainda o *Relax Melodies: Sleep and Yoga*, que é bem parecido com o *White Noise Generator*, mas os sons são mais naturais (sons de pássaros, águas e até de instrumentos como piano e violão).

180

A TECNOLOGIA NEM SEMPRE ATRAPALHA

Cada um de nós se sente confortável em um espectro auditivo, e essa faixa pode se modificar caso você queira relaxar ou manter o foco, por isso, é essencial experimentar até encontrar o melhor som para você. Além dessas opções, existem muitas outras, tanto em sites como nas lojas de aplicativos para smartphones.

> APONTE A CÂMERA DO SEU CELULAR PARA O QR CODE E ACESSE A PLAYLIST QUE PREPAREI PARA VOCÊ!

O aplicativo comprovou a percepção

Apesar do grande foco na tecnologia como causa dos problemas de sono dos adolescentes, muitos a veem como auxílio para dormir. Muitos adolescentes usam a tecnologia para se distrair de pensamentos negativos ou indesejáveis, o que pode ajudá-los a controlar o processo de início do sono, sugerindo que a mídia social pode distrair de emoções negativas. Assim, a distração pode ser um mecanismo que explica como o sono é afetado pelo uso da tecnologia, e não vice-versa. O dispositivo mais popular usado para distrair os jovens era o smartphone, por sua disponibilidade, e os aplicativos mais comuns acessados incluíam aplicativos de vídeo, como o YouTube, e aplicativos de música. Mas a luz é um problema e existem apps que avaliam a intensidade da luz no ambiente como o *Lux light meter*. Esse estudo revela a complexa relação entre sono e uso de tecnologia, mostrando que adolescentes com problemas de sono são mais propensos a usar dispositivos antes de dormir.[2] Algumas recomendações para adolescentes, pais e profissionais de saúde precisam ser atualizadas para levar em consideração o fato de que a tecnologia pode ser parte integrante das rotinas de sono de muitos jovens para ajudá-los a dormir melhor, e considerar o equilíbrio é fundamental. Viver é isto: um estado de equilíbrio constante entre tomar decisões e sofrer as consequências que elas implicam.

No mundo tecnológico quase tudo pode ajudar, sem contar com aquilo que pode atrapalhar. A internet desempenha um papel útil em muitas áreas da vida, muita gente trabalha exclusivamente

SUPERSONO

com ela, mas alguns usuários desenvolvem o uso problemático da internet, caracterizado por perda de controle e consequências adversas, como sentimentos de angústia e comprometimento funcional na vida diária. Ela atrapalha o desempenho do dia a dia e aumenta a chance de a pessoa desenvolver problemas psiquiátricos e piorar sua qualidade de vida. Outros exemplos de comportamentos problemáticos relacionados à Internet, como uso das redes sociais, ainda não estão incluídos nos sistemas de classificação internacional de doenças porque existe uma discussão se esses comportamentos são mais bem classificados usando-se o conceito de vício e dependência das atividades relacionadas à Internet.

Esses dias conversei com uma paciente de 33 anos que trabalha na rede social e toda a sua atividade laboral acontece pela internet. Ela me contou que sempre teve sono leve e nunca dormiu bem. Durante o início da pandemia de Covid-19, acordava no meio da noite e tinha dificuldade para voltar a dormir. Nesse período, com alto estresse mensurado, teve piora de suas crises alérgicas, que persistiu por quatro meses. No ano seguinte, decidiu adotar um ano sabático, saiu viajando e, surpreendentemente, conta ela, começou a dormir melhor. Até sua rinite alérgica melhorou. Após seu retorno, passou a pegar no sono mais rápido, mas não conseguia mantê-lo – acordava de hora em hora inundada por pensamentos diversos. Ela também gostava de acordar cedo, mas isso gerava mais ansiedade. Quando, enfim, se levantava, a sensação que tinha era de que não havia descansado nem entrado em um sono profundo.

Decidiu marcar a nossa conversa depois que começou a usar o aplicativo *Sleep Cycle* para avaliar seu sono e teve certeza de que seu sono era ruim, praticamente seis dias da semana. Ela relatou que seu esposo observava eventos de bruxismo do sono quando a sentia mais agitada e, quando isso acontecia, ele não podia se mexer na cama, porque ela acordava. A paciente fazia terapia no modelo cognitivo-comportamental a cada quinze dias mas não chegou a conversar sobre as dificuldades do sono com a terapeuta e tratava mais da ansiedade. Contou que não conseguia ficar muito no tempo presente e admitia que a necessidade de controle era muito forte. De novo, tinha aquele perfil hiperalerta e controlador.

182

A TECNOLOGIA NEM SEMPRE ATRAPALHA

No encontro clínico, o objetivo da nossa conversa era fazê-la tomar uma clara decisão reflexiva e autônoma sobre se ela desejava continuar com a mesma rotina e o que gostaria de fazer sobre sua saúde, sem julgamentos. Conversamos sobre como aliviar e prevenir os sintomas físicos do estresse, preparando um plano para reestruturar seu pensamento a fim de que desconstruísse suas crenças limitantes e focasse naquilo que lhe trazia sentimento de realização e bem-estar e discutimos suas habilidades de autopercepção e autoconsciência para reduzir a reatividade (não ficar somente reagindo imediatamente a tudo, sem clareza, mas responder àquilo que surge, com decisões mais serenas, cultivando a escolha racional para cada questão desafiadora).

Outro dever de casa foi preencher o diário do sono até que ela retornasse ao próximo encontro e também realizar o exame do sono por causa do bruxismo, do sono não reparador, e, o mais importante, seguir com uma abordagem cognitivo-comportamental regular com foco nas questões do sono, por um período, para fortalecer tudo que havíamos discutido em nosso primeiro encontro clínico. A terapia poderia ser presencial ou, como vinha fazendo, on-line, ou por aplicativos que oferecem essa metodologia.

Ela retornou comigo exatos dois meses após a conversa inicial, depois de ter organizado melhor seus hábitos e sincronizadores, que são a luz, o treino e a alimentação. Estava animada com a regulação da higiene do sono e bem mais confortável com isso. Começou a tratar a insônia na terapia cognitivo-comportamental e a preencher o diário do sono, mostrando redução do tempo para iniciar o sono, menos despertares durante a noite e menos tempo acordada. Outro ponto positivo nos gráficos do diário do sono que interpretamos foi um tempo menor na cama, com tempo total de sono progressivamente maior. Ainda não realizou a polissonografia que eu havia pedido. Dependendo de sua evolução, com a manutenção das medidas comportamentais, da higiene do sono e da melhora dos sintomas nasais pela rinite alérgica, do ranger dos dentes e do bruxismo, adiarei a avaliação objetiva por meio do exame do sono.

SUPERSONO

A tal necessidade de controle...

E a tecnologia não tem limites. Esses dias vi uma discussão de uma pessoa que estava em uma sala de dormir na plataforma de realidade virtual *VR Chat* – que permite que os jogadores interajam uns com os outros on-line, com avatares em mundos tridimensionais. Nela existem espaços virtuais onde as pessoas podem relaxar, e até mesmo dormir, com seus fones de ouvido. Nesses espaços, a sensação de confiança e de controle do sono conquista muita gente. Esse sentimento de controle é uma grande razão para a realidade virtual ter efeito terapêutico para pessoas com insônia, solidão, preocupações, ruminações e que têm o coração acelerado.

A realidade virtual oferece espaços aconchegantes que podem funcionar porque você modula o ambiente em que está, com um gancho na realidade, e pode se sentir seguro o suficiente para adormecer. Cada sala de dormir de realidade virtual é criada para induzir a calma. Algumas imitam praias e acampamentos com fogueiras, e outras recriam quartos de hotel de luxo ou maravilhosas cabanas. A trilha sonora varia de sons relaxantes, ruídos da natureza, a silêncio absoluto, ao passo que a iluminação pode variar até a plena escuridão. A oportunidade de dormir em grupos pode ser mais atraente para pessoas solitárias que querem se sentir menos sozinhas.

Fisicamente, você está em sua cama, em um ambiente que nem sempre o ajuda. Mas, virtualmente, você está em uma cabana luxuosa, com a sonoridade do mar do Caribe ao fundo. Afinal, enquanto algumas realidades virtuais podem ajudar o cérebro a focar no que realmente é importante, outras podem ajudá-lo a se desligar e relaxar, o que é ideal para uma boa noite de sono.

A tecnologia nem sempre atrapalha...

CAPÍTULO 8

QUANDO O COCHILO É BEM-VINDO

HÁ MUITO TEM SE BUSCADO A FONTE DA ETERNA

juventude e longevidade e, apesar de este ainda ser um tema polêmico, algumas populações, que conseguem viver substancialmente mais do que a média de expectativa de vida mundial, que é de 71 anos, parecem ter um costume em comum: um bom sono. Muitas vezes, o hábito do cochilo após o almoço para complementar um sono menor à noite, que é mais comum na população de mais idade, também acontece como um favorecedor. Na verdade, o estilo de vida saudável, no qual o sono é seu principal pilar, reforça a vitalidade e a longevidade.

A edição de abril da revista *Vogue Filipinas* trouxe uma modelo muito especial em sua capa: uma senhora de 106 anos, considerada a pessoa mais velha a estampar uma capa da revista. Ela se chama Whang-Od, mas é conhecida como Maria Oggay, e é tatuadora desde a adolescência, profissão que aprendeu com o pai. Ela faz sua arte à mão, e mora no vilarejo montanhoso de Buscalan, com uma população de 742 habitantes, cercado de florestas cobertas pela névoa e arrozais centenários, na província de Kalinga. Além da beleza, a vitalidade foi o que mais me chamou atenção naquela linda foto.

Naquele local, vive-se do plantio e da criação de animais, o consumo de álcool é proibido e existe um horário para se recolher à noite. Para completar, as pessoas passam a vida com forte vínculo com suas famílias, além de um grande senso de comunidade.

SUPERSONO

Maria Oggay passou a vida entre sobrinhos-netos, tatuagens e o cultivo da terra. Todas essas características apontam para um estilo de vida bem semelhante ao dos habitantes das *blue zones* e podem explicar por que, apesar de ter mais de 100 anos, ela se mantém ativa e saudável.

Muitas regiões do planeta já vivem com mais longevidade e vitalidade, sendo construídas com bons hábitos de saúde e o sono corresponde a um terço ou um quarto de sua vida centenária.

Blue zones ou zonas azuis é um recente conceito antropológico internacional, que caracteriza o estilo de vida dos residentes de cinco regiões do mundo, onde a expectativa de vida ultrapassa 100 anos. São elas: a província de Nuoro, localizada na Sardenha (Itália); a província de Okinawa, que fica no Japão; a cidade de Nicoya, na Costa Rica; a ilha de Ikaria, localizada na Grécia; e Loma Linda, situada nos Estados Unidos. Nas *Blue Zones*, para chegar ao equilíbrio, é preciso manter-se em movimento. Além de exercícios moderados, os habitantes procuram sempre se movimentar ao longo do dia, caminhando ou andando de bicicleta. E o ponto em comum das *blue zones* é a conexão com a espiritualidade e a fé. Alimente-se de maneira saudável; não fume; evite café, estimulantes e bebidas alcoólicas em excesso; procure dormir oito horas diárias e, se houver necessidade, complemente seu sono com um cochilo; faça atividade física e esteja com você e com quem você ama regularmente; resolva os problemas de maneira racional, encarando-os positivamente. Cuide do seu tempo, lembrando que o sono deve ocupar um bom pedaço dele, nem que seja necessário complementá-lo à tarde.

A *sesta* é um breve período de descanso que se dá no início da tarde, geralmente depois do almoço. O hábito é tradicional na Espanha, por questões culturais, e, por influência, em muitos países latino-americanos. Dormir à tarde também é difundido na China, Vietnã, Índia, Itália, Grécia, Portugal, Croácia, Malta, no Oriente Médio e no norte da África. No Japão, o hábito do cochilo também é bastante presente: os japoneses dormem durante o dia nos mais diversos cantos, como bancos de praças, calçadas, templos e até em pé no trem. Um estudo patrocinado pelo governo japonês mostrou que quatro em cada dez japoneses dormem menos de seis horas por noite – o povo com menos horas de sono –, então complementar o sono de dia pode ajudar. No Brasil, quem incorporou o costume foi o nosso ex-presidente Fernando Henrique Cardoso, que gostava de pegar um livro ou jornal e dar uma boa cochilada revigorante de quinze a vinte minutos em um sofá qualquer do Palácio da Alvorada.

A regularidade do sono é fundamental e isso também se aplica aos cochilos. Não há problema nenhum em tirar uma soneca, desde que o hábito seja adotado todos os dias (ou ao menos na maioria dos dias), como um costume com horário programado para acontecer. O cochilo precisa entrar na rotina do dia, como o horário que você reserva para seu almoço, jantar ou lanche da tarde, pois ele entra na programação do nosso ciclo circadiano. Ou seja, nosso cérebro trabalha com a existência dele e contabiliza o período de sono durante o dia para planejar o sono noturno.

É exatamente isso o que acontece na *sesta*. O pequeno cochilo após o almoço, socialmente aceito e preconizado, permite até mesmo baixar as portas de um restaurante badalado e obrigar o turista a esperar por mais algumas horas em jejum até que reabram o local. Lembro-me bem de uma viagem em que eu e Michele, minha melhor companhia, fizemos pelo interior da Itália em que nos perguntávamos o que acontecia das 14 às 16 horas do dia, pois não encontrávamos nenhum local para almoçarmos... mas era justo, aquelas pessoas precisavam descansar e manter o padrão instituído desde sua ancestralidade. A eles, sempre reverência e honra.

Os benefícios da soneca

Um estudo liderado pela equipe de epidemiologia do Hospital Universitário de Lausanne, na Suíça, monitorou os hábitos de sono e o prontuário de mais de 3 mil voluntários com idade entre 35 e 75 anos e revelou que tirar uma soneca algumas vezes por semana reduz em até 48% o risco de eventos cardiovasculares, como infarto e AVC.

Já uma tese de doutorado da Universidade de Harvard, publicada em 2022, mostrou que o sono noturno adicional não tem impacto na cognição, produtividade, tomada de decisão e bem-estar psicológico, ao passo que tirar uma soneca de meia hora durante o dia de

SUPERSONO

trabalho melhora uma série de resultados. Outro compilado de onze pesquisas também revelou melhora dos desempenhos cognitivo e físico e redução da fadiga.[1]

Os benefícios cognitivos dos cochilos diurnos têm sido muito estudados, particularmente em relação à consolidação de memórias declarativas, que incluem a memória de fatos vivenciados pela pessoa (memória episódica) e de informações adquiridas pela transmissão do saber de maneira escrita, visual e sonora (memória semântica), dependentes do sono. Cochilos de seis a cento e vinte minutos podem reduzir o esquecimento de memórias episódicas e melhorar a memória. Uma soneca também pode atualizar as redes de memória para facilitar a codificação de novas memórias episódicas. O mais interessante é que essa melhoria de memória sugere que os cochilos sejam adotados como uma ferramenta pedagógica, isso mesmo, ajudam no aprendizado.

A utilização do sono como uma ferramenta para melhorar os resultados educacionais tem recebido pouca atenção, apesar de ser uma forma eficaz e de baixo custo para favorecer a memória. Muitas escolas chinesas já aderiram aos cochilos como parte de um estilo de vida saudável, e isso tem sido associado ao aumento da função diurna em adolescentes. As sonecas também foram sugeridas para ajudar na retenção do material de aula em um ambiente escolar mais aplicado, onde os alunos que tiveram a oportunidade de dormir por duas horas retiveram mais do que aqueles que frequentam aulas regulares. Portanto, é praticamente viável permitir o cochilo em instituições educacionais, e fornecemos evidências de que isso tem o potencial de melhorar o aprendizado e o desempenho acadêmico.

Há evidências de que cochilos de seis a dez minutos podem aumentar o estado de alerta e a memória de consolidação, levantando-se a possibilidade de que uma soneca mais curta pode ser benéfica, uma vez que interfere menos nos horários escolares existentes. Juntamente com as descobertas de que os cochilos podem aliviar os déficits de humor e cognição associados ao sono insuficiente, há um argumento crescente para que as instituições educacionais adotem o cochilo para a promoção da aprendizagem e do bem-estar.

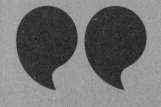 O cochilo precisa entrar na rotina do dia, como o horário que você reserva para seu almoço, jantar ou lanche da tarde, pois ele entra na programação do nosso ciclo circadiano.

SUPERSONO

> Tirar uma soneca vai proporcionar:
>
> - Aumento da energia;
> - Melhora cognitiva, como concentração, memória de curto prazo e raciocínio lógico, com maior probabilidade de conclusão de tarefas complexas, produtividade e redução de acidentes no trabalho;
> - Melhora do desempenho físico, como o aumento da resistência muscular e diminuição do tempo de reação e da recuperação muscular;
> - Maior regulação emocional, incluindo a redução do estresse;
> - Manutenção adequada do sistema imune;
> - Redução do risco de doenças cardiovasculares.

Qual é a duração ideal da soneca?

A duração da soneca de até quarenta ou cinquenta minutos é curta o suficiente para ser prática para uso na educação, menos propensa a interromper o sono noturno e conter sono de ondas lentas (fase 3 do não REM), que é importante para a consolidação de memórias declarativas, além de induzir apenas um curto período de inércia do sono, aquela transição em que a gente ainda se sente mais devagar, logo após o despertar.

Mas definitivamente cochilar não é para todo mundo, e dormir além de trinta minutos pode significar correr o risco de entrar em um sono mais profundo e permitir maior inércia do sono, que pode estender a sensação de menor ânimo e cansaço que pode durar até trinta minutos depois do despertar, o que não é aconselhável caso a pessoa ainda tenha atividades importantes a executar. Einstein era fã dos cochilos e, para garantir que não dormisse demais, reclinava sua cadeira com uma colher na mão e um prato de metal exatamente embaixo dela. Assim, se ele caísse em um sono profundo, a colher cairia de sua mão e o som do objeto batendo sobre o prato o acordaria.

Idealmente, o cochilo não deve ultrapassar uma hora (reforçando o tempo ideal de trinta minutos), porque em períodos de sono

QUANDO O COCHILO É BEM-VINDO

mais longos podem acontecer mais estágios de sono profundo (como a fase 3 do não REM – N3 e o REM) e, quando acordamos alguém em sono profundo, a inércia do sono – aquele período em que ainda estamos lentos – pode ser maior, perpetuando muitas vezes a sensação de desorientação e mais cansaço do que antes.

Se você não dormiu (ou não dorme) à noite, o cochilo pode ajudar

Imagine que você tenha passado a noite inteira escrevendo um relatório para o seu trabalho que deveria ser entregue no primeiro horário da manhã, ou tenha passado a noite em claro estudando para uma prova no dia seguinte. Nos dois casos, um cochilo pode realmente ser revigorante. Sempre que perdemos uma noite de sono, estamos expondo a nossa saúde.

Imagine o que ocorre com os trabalhadores noturnos. Por mais que as pessoas tentem se acostumar a trabalhar durante a noite, nossa fisiologia tem dificuldade em se adaptar completamente a trocar a noite pelo dia e sempre sofremos consequências por isso. Talvez os vespertinos sofram um pouco menos.

Uma das principais estratégias para combater as consequências do trabalho no turno da noite, por exemplo, são os cochilos. Nesse caso, os descansos realizados tanto antes do turno quanto no decorrer deste são muito benéficos, aumentando o rendimento e a satisfação com o trabalho. Sonecas programadas melhoram o desempenho cognitivo e diminuem o risco de acidentes. Se você trabalha à noite, é importante garantir a possibilidade de um ambiente adequado para descansar ou, pelo menos, se possível, adotar o hábito de tirar um cochilo durante o trabalho. É fundamental para a segurança do trabalho e certamente aumenta a produtividade. Nossa fisiologia definitivamente não foi ajustada para nos mantermos acordados durante toda a noite.

Exercer funções importantes quando se está com sono deve ser abolido, mesmo vivendo em uma sociedade que funciona vinte e quatro horas por dia, em que o trabalho no turno da noite é essencial. Se não for possível adiar o trabalho ou a viagem, um cochilo

193

SUPERSONO

antes deles pode ajudar a diminuir a pressão do sono. Além disso, se você se sentir sonolento durante a viagem, pare o carro em algum local seguro e durma, isso vai reduzir a chance de você falhar, correndo o risco de cochilar enquanto dirige. Algumas pessoas acreditam que podem resolver o problema tomando uma xícara de café, mas o café pode não dar conta de mantê-las acordadas. Após uma noite de sono normal ou especialmente após a privação parcial do sono, uma soneca diurna entre trinta minutos e menos de sessenta minutos tem efeito de moderado a alto na melhora do desempenho cognitivo, físico e na redução da fadiga percebida.[2]

Com o passar dos anos, a necessidade do sono noturno diminui. É o caso dos idosos, que tornam seu sono polifásico, dividido em uma fase de sono um pouco mais longa à noite, sendo complementada com outras durante o dia, as sonecas. Com o envelhecimento, existe naturalmente uma distribuição de cochilos ao longo do dia e tal ciclo volta a assemelhar-se com o sono polifásico dos bebês – e a afirmação de que viramos crianças de novo se aplica bem nesta situação.

Power naps

Habitualmente, a necessidade de cochilar é bem pequena assim que acordamos, mas vai se acumulando ao longo do dia, na medida em que o dia passa, dormir se torna uma necessidade cumulativa que chamamos de pressão do sono, bem junto da adenosina. Quando chega a noite ela é suficiente para induzir o nosso adormecer mais facilmente, graças ao reforço da melatonina. Assim, a melhor hora para encaixar uma soneca no dia é entre 13 e 15 horas, pelo menos oito horas antes de deitar e dormir, para seguir o ciclo natural do ritmo circadiano. Esses pequenos cochilos, ou cochilos de energia, devem proporcionar um rápido estímulo de atenção e são uma boa forma de afastar aqueles momentos de sonolência que tornam quase impossível ficar de olhos abertos. Esses *power naps*, ou "cochilos poderosos", termo criado em 1999 pelo psicólogo James B. Maas, da Universidade Cornell, podem ser muito efetivos. Nesses casos, você certamente voltará mais revigorado para o resto do dia. Vamos a algumas dicas de como potencializar suas *power naps*!

QUANDO O COCHILO É BEM-VINDO

- Lugar: silencioso, confortável e climatizado, semelhante ao do sono noturno.

- Luminosidade: o ambiente pode ser de penumbra, e, se não for possível, use uma máscara de dormir. O uso de protetores auriculares pode ser útil, mas também utilizar fones e ouvir música clássica ou até um barulhinho da natureza pode auxiliar no relaxamento pré-cochilo.

- Duração: bastam de vinte a trinta minutos, e não se esqueça do alarme, para não dormir além da conta. Lembre-se do efeito contrário: se dormir além do necessário, por atingir as fases mais profundas e acabar sendo vítima da inércia do sono no meio da tarde, você vai despertar mais cansado do que quando foi cochilar. Se você trabalha à noite, esse cochilo pode ser um pouco mais longo, chegando a noventa minutos para que o ciclo completo de sono, com todas as fases do não REM e o REM, faça parte desse acréscimo de sono complementar.

- Período do dia: o melhor é cochilar logo após o almoço, de preferência entre as 13 e as 15 horas, idealmente até oito horas antes do horário de ir para a cama. Cochilos no fim do dia atrapalham o sono.

- Regularidade: o ideal é que seja um ajuste seu, que pode e deve ser feito diariamente sem problemas, mas não mais de uma vez ao dia.

Preparo após cochilo: tome uma xícara de café imediatamente antes de iniciar a *power nap*. Como a absorção da cafeína no trato gastrointestinal acontece de modo rápido e completo, atingindo seu pico de ação em uma hora, essa medida pode melhorar a sua produtividade na parte da tarde, depois do cochilo reparador.

Cientes disso, algumas empresas oferecem cabines especiais para cochilos rápidos e alguns aeroportos pelo mundo já adotaram essa estratégia para os usuários da soneca!

SUPERSONO

> Se você tem dificuldade para iniciar ou manter o sono, como na insônia, o cochilo à tarde pode reduzir a pressão de sono que vinha se acumulando desde cedo e ao cair da noite. No horário em que a pessoa deveria dormir, a pressão de sono ainda está em nível baixo e a dificuldade de iniciar o sono se perpetua. Por isso, caso sofra com insônia, evite o cochilo após o almoço!

Perceber que os cochilos são uma manobra interessante para melhorar diversos marcadores de produtividade e qualidade de vida é fundamental, mas a vontade de cochilar o tempo todo, mesmo quando a pressão do sono é pequena, como logo após o despertar pela manhã ou em qualquer hora do dia e em qualquer lugar, em situações monótonas, não é normal. O cochilo deve ocorrer intencionalmente, e, quando ele não é capaz de restaurar a energia do dia, persistindo a sonolência, o cansaço e a fadiga, o sinal de alerta precisa ser acionado.

CAPÍTULO 9

AS *SLEEP SKILLS* PÓS-SONO

PARA DORMIR NÃO É NECESSÁRIO APENAS AJUS-
tar suas atividades noturnas, não é somente o que você faz antes da
noite que importa. O que você faz imediatamente após despertar
tem toda importância. É como se todos os dias e noites fossem res-
ponsavelmente iguais em seu papel de auxiliar ou atrapalhar a próxima noite de sono. Três fatores influenciam como você acorda na
manhã seguinte, se vai se sentir descansado ou não e se será capaz
de sustentar a atenção para realizar suas atividades:

- Sua noite de sono;
- Seus níveis de atividade física prévia;
- O que você come pela manhã.

Está claro que seus hábitos noturnos influenciam seu sono e
para retomar seu ritmo você precisa observar seus hábitos ao longo
do dia. Não adianta acordar. É preciso estar bem acordado e conectar seus relógios principais do sono, estar atento à luz e à ausência
dela na hora certa, realizar exercícios físicos e cuidar da alimentação.[1]

O pós-sono é a rotina para garantir que todo esse trabalho em
nossas máquinas celulares, nossos tecidos, órgãos e suas horas pas-
sadas dormindo não tenham sido um desperdício. Uma boa rotina
pós-sono o ajudará a passar de um estado de sono para um estado
plenamente desperto, de modo que você consiga gerir o dia positivamente, e até prepará-lo da melhor maneira possível para quando
for para a cama à noite.

SUPERSONO

Seu relógio mestre, cujo nome científico é núcleo supraquiasmático, também chamado de ciclo sono-vigília, localizado no hipotálamo, nunca interrompe a coleta de informações e sua recalibragem é contínua e cumulativa. O relógio biológico principal coordena mais de cem ritmos circadianos diferentes, em ciclos de vinte e quatro horas que atuam em todo o nosso corpo, como o ciclo do trato gastrointestinal, que regula o apetite e a digestão; o ciclo dos pulmões, que regula a respiração; o ciclo do cérebro, que controla a atividade mental e o humor, a temperatura corporal, a pressão arterial e a homeostase hormonal. Cada função do corpo, em nível celular, tem um ritmo próprio, mas são todas controladas (direta ou indiretamente) pelo relógio mestre. E precisam estar sincronizadas para seu funcionamento adequado. Nosso corpo funciona diferente dependendo do horário do dia, pois essas funções têm seu ápice em diferentes períodos do dia. Nada em nosso corpo acontece exatamente igual a antes. Os processos se renovam e se ajustam a todo instante. Neste momento, você não é igual ao que você era um segundo atrás.

Muitos desses fenômenos podem favorecer o sono. O ciclo sono-vigília segue uma periodicidade circadiana, sendo variável com a idade, o sexo e as características individuais. A regulamentação desse ciclo é consequente de uma interação de dois processos: o homeostático e o circadiano, que confluem para o equilíbrio, para a homeostase. Após períodos maiores de vigília, ocorre a liberação de substâncias promotoras do sono, em especial a adenosina, que representa a carga do sono que aumenta durante o tempo acordado e diminui à medida que o sono acontece. Ela leva à sonolência e à pressão para induzir naturalmente nosso sono.

O sono proporciona equilíbrio metabólico e conservação de energia; ele restaura. Para isso, necessitamos respeitar nosso ritmo biológico, dormir e acordar no mesmo horário e percorrer os ciclos e suas fases do sono, principalmente os sonos REM e o de ondas lentas, a fase 3 do sono não REM, também conhecido como N3. É neste último que ocorre maior estabilidade cardiovascular, maior regularidade respiratória e térmica, maior liberação de secreção hormonal e é quando acontece um ajuste metabólico. Ter os ciclos do sono estabelecidos, com as fases superficiais e profundas

AS *SLEEP SKILLS* PÓS-SONO

se alternando durante toda a noite, é o que torna o sono um agente regenerador.

Pode ser mais fácil sintonizar seu relógio biológico e voltar a ter um sono bom e regular se a pessoa mantiver uma rotina pós-sono, com um método que pode transformar a maneira como vive seu dia.

Cada vez mais, fica bom para a luz durante o dia e ruim para a luz à noite.

O sinal solar molda nosso ritmo circadiano endógeno em quase todas as formas de vida. Isso permite a antecipação do nascer e do pôr do sol. No entanto, desde a introdução da iluminação elétrica, houve uma mudança no que é considerado "sono normal". Evidências históricas indicam que o sono, antes da eletricidade, era bifásico: havia um primeiro período de sono, com duração de várias horas, e, depois, um período de vigília para, mais tarde, com o dia já claro, acontecer um segundo sono. Esse sono bifásico evoluiu ao longo do tempo e foi substituído no mundo contemporâneo pelo sono compacto moderno, que é tipicamente confinado a um período de sete ou oito horas de relativa escuridão (considerando que poucas pessoas dormem em um quarto completamente escuro, que seria o ideal).

A luz e a escuridão são, portanto, o agente sincronizador predominante (o chamado *zeitgeber*) que os relógios biológicos usam para o ajuste. Esse processo de sincronização ou de arrastamento resulta em uma relação estável entre o tempo circadiano do relógio interno e o tempo externo do ciclo claro-escuro. Essa "fase de arrastamento" se reflete em todos os aspectos da fisiologia e do comportamento (por exemplo, temperatura corporal, metabolismo, atividade/repouso, vigília/sono). Depende tanto de como o relógio de um indivíduo responde a um *zeitgeber* quanto de quão forte é o *zeitgeber*. A combinação de alta exposição à luz do dia e pouca exposição à luz à noite gera um forte sinal sincronizador, ao passo que o trabalho interno e a luz artificial após o pôr do sol enfraquecem o sinal. Em razão dos fracos sincronizadores nas sociedades industrializadas, a maioria dos

SUPERSONO

relógios atrasou, ao passo que os horários sociais permaneceram relativamente inalterados. Nas palavras do líder de uma comunidade quilombola que não tem luz e vive principalmente da agricultura (mas que pode variar na forma como veem a produtividade e a subordinam ao tempo): "Na cidade é mais fácil cansar. É uma questão de tempo. Durante o dia, tudo acontece no ritmo do relógio. Aqui trabalhamos por hora solar". O trabalho é a principal atividade pela qual o sono é trocado no mundo moderno, e os achados sugerem que as intervenções que visam aumentar o tempo de sono devem se concentrar em retardar o início do trabalho ou torná-lo mais flexível. Observou-se que adolescentes com luz elétrica dormiam mais tarde do que adolescentes sem eletricidade em casa, mas apenas aqueles que frequentavam aulas matutinas e tinham eletricidade apresentaram redução na duração do sono noturno. Em consonância com um interessante estudo brasileiro que apresenta um sono relativamente longo em comunidades quilombolas, sono mais longo e menor prevalência de sono de curta duração também foram relatados em agricultores na China e nos Estados Unidos.[2]

O uso de máscara ocular para bloquear a luz durante a noite é uma maneira simples, econômica e não invasiva de tirar mais proveito de uma noite de sono[3] e pode facilitar o aprendizado e o estado de alerta no dia seguinte, promovendo o sono restaurador e beneficiando tarefas diárias, como estudar ou dirigir.

Os riscos da luz à noite

A maioria das pessoas no mundo industrializado usa luz elétrica para o trabalho, para a vida doméstica e para o entretenimento, porém ela deveria influenciar minimamente a fisiologia circadiana. Contudo, a quantidade de iluminação do ambiente humano cresceu dramaticamente nos últimos cinquenta anos e a história não foi tão parecida com um conto de fadas assim. Com a eletricidade, tem havido luz inadequada durante a noite, e isso resulta em interrupção circadiana com alteração do ciclo sono/vigília, da temperatura corporal central, da regulação e liberação hormonal e dos padrões de expressão gênica. A questão é até que ponto a ruptura circadiana

AS *SLEEP SKILLS* PÓS-SONO

compromete a saúde humana e pode explicar uma parte das pandemias modernas. O aumento da exposição à luz solar pode ajudar a reduzir as consequências fisiológicas, cognitivas e de saúde do desarranjo circadiano. A luz solar natural é um sincronizador de tempo ambiental mais forte para o relógio circadiano interno do que a luz elétrica. De certa forma, as pessoas no mundo moderno não só recebem luz durante a noite, mas também recebem muito menos luz durante o dia, pois estão sempre dentro de edifícios iluminados artificialmente e isso pode levar à confusão circadiana e à dessincronização de nossos ritmos biológicos.

Uma possível relação causal entre a maior exposição à luz elétrica à noite e o risco aumentado de câncer, obesidade, diabetes e depressão teria implicações na patogênese dessas doenças, com capacidade de promover danos no DNA e na regulação do ciclo celular. O que avança com maior impacto epigenético é a relação do trabalho em turnos sobre os principais reguladores circadianos e seu elo na relação entre o câncer de mama e o trabalho no turno da noite. A primeira previsão baseada na teoria da luz à noite para a causalidade do câncer de mama foi que as mulheres que trabalham fora do turno do dia estariam em maior risco e isso foi originalmente estabelecido por uma supressão da melatonina, que levou a um aumento no estradiol circulante, um fator de risco conhecido para o câncer de mama. Dois estudos relataram risco elevado de câncer de cólon em homens e mulheres trabalhadores de turnos. A curta duração do sono também foi associada a um risco elevado de tumor colorretal e foram feitas associações de polimorfismos de genes circadianos e risco de câncer de intestino grosso.[4] O risco de câncer de próstata mais agressivo também pode aumentar pela interrupção circadiana por razões semelhantes às do câncer de mama. A base de evidências é muito menor do que para o câncer de mama, mas ainda há muito para se descobrir sobre essa possível relação.[5]

Até 2030, a incidência de doenças crônicas não transmissíveis aumentará pelo menos 40% na China.[6] Isso assusta. A exposição à luz artificial à noite é prejudicial à saúde e aponta como um potencial novo fator de risco para diabetes. Um estudo com quase 100 mil adultos que viviam na China continental em 2010 foi realizado

SUPERSONO

para relacionar algumas hipóteses. A exposição à luz artificial à noite mostrou que pessoas que vivem e dormem em áreas com alto nível de poluição luminosa noturna artificial podem ter uma chance 28% maior de desenvolver diabetes do que aquelas moradoras de áreas com baixa poluição luminosa. Os participantes que estavam no grupo de luz ambiente mostraram maior resistência à insulina pela manhã quando comparados aos participantes na condição de luz menos intensa. Essas descobertas podem ter implicações para indivíduos que são frequentemente expostos à luz noturna durante o sono e que correm maior risco de desenvolver diabetes tipo 2.[7]

A COR VILÃ

A luz azul artificial é aquela que está presente nos dispositivos eletrônicos, como smartphones e computadores. A maior exposição a essa luz, além de afetar nosso ciclo circadiano, altera a liberação de melatonina pelo organismo e é extremamente prejudicial à saúde ocular. Ao chegar em casa à noite, reduza o tempo de exposição à luz azul desligando seus dispositivos eletrônicos pelo menos uma hora antes de deitar-se, não voltando a usá-los até o dia seguinte.

Tome um banho, mas primeiro o de sol

Se à noite vale a escuridão, durante o dia quem manda é o sol.

A luz natural é um potente sincronizador e, se você está sentindo a queda de sua atenção e concentração ao meio-dia, a exposição à luz solar ou mesmo à luz artificial intensa, pode ajudar com isso.

Mas, se você quiser ampliar os resultados da exposição luminosa na marcação do seu ritmo circadiano, considere associar a exposição à luz do sol em meio à natureza à prática diária de atividade física. O ambiente em que o exercício físico é realizado pode ser tão importante quanto o tipo de exercício em si, em termos de benefícios cognitivos. Esse incremento de exposição à natureza sugere um impacto aditivo na função cerebral quando os dois fatores são combinados, o treino e a luz na natureza.[8]

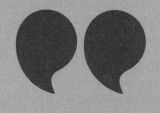 Nada em nosso corpo acontece exatamente igual a antes. Os processos se renovam e se ajustam a todo instante.

SUPERSONO

Nossa motivação pode não durar para sempre, assim como o efeito do banho frio também não é eterno, por isso recomenda-se o banho diário. Um banho frio ao acordar pode ajudar muito no despertar, assim como o banho de sol. Com esses banhos, a inércia do sono, esse período mais lento que ocorre assim que acordamos, é reduzida. A inércia do sono interfere na adesão ao tratamento, comprometendo as intervenções que combino em minhas conversas, como o agendamento de atividades pela manhã e os horários para acordar. Esse período mais lento pode exacerbar a inatividade diurna da insônia e piorar ainda mais a qualidade de vida. Ele atrapalha particularmente quem tem insônia e as pessoas com transtorno bipolar. Cerca de 42% das pessoas com transtorno bipolar e 32% das pessoas com insônia relataram episódios de inércia grave do sono. Os cronotipos noturnos também são mais propensos a sofrer de uma inércia maior.[9]

Então, receba toda a luminosidade ao acordar para ser luz durante seu dia e permita-se ser penumbra quando a energia do sol estiver distante de você. A regra é clara: seja sol durante o dia e lua à noite. E, se puder, participe da campanha em prol da ducha fria já.

EFEITOS COMPROVADOS

A importância da exposição à luz solar não se limita a trabalhadores noturnos ou em turnos. Pessoas que trabalham dentro de hospitais, fábricas ou em escritórios podem ser beneficiadas pela exposição à luz natural. A exposição ambiental à luminosidade deve ser muito mais valorizada. Trabalhadores de dois escritórios semelhantes, sendo a iluminação a única diferença entre eles, revelam as diferenças. Em um escritório foram mantidas as persianas já existentes e no outro as janelas foram tratadas com a tecnologia de envidraçamento eletrocrômico, que permite a passagem de mais luz solar, minimizando o brilho. As pessoas trabalharam nos dois escritórios por uma semana e, no final da semana, trocaram de escritórios. Os dois grupos estudados dormiram, em média, trinta e sete minutos a mais quando trabalharam no escritório com mais iluminação natural. A luz natural aumenta a duração do sono e seu reflexo na cognição e no desempenho.

AS *SLEEP SKILLS* PÓS-SONO

Não adie o despertar

Acordar abruptamente de um sono profundo não é a melhor opção. Nos primeiros minutos após o acordar, seu corpo passa pela inércia do sono, já mencionada, período em que o cérebro tem dificuldades para se ocupar das áreas mais ativas, suas áreas cognitivas e de tomada de decisões, bem como áreas de função motora. A inércia do sono é definida como um período de transição, de diminuição do desempenho e/ou de redução do estado de alerta, ocorrendo imediatamente após o sono, quando a cognição, o estado de alerta, a atenção e a memória de trabalho ainda não estão plenos.[10] Ficamos meio atordoados, incapazes de tomar decisões difíceis e de nos expressar bem. Qualquer um que já foi acordado no meio da noite por um telefonema ou perdeu a hora de manhã reconhece a sensação. A inércia do sono dura entre cinco e trinta minutos, mas pode ser mais longa em quem já tem outros transtornos de sono.

Ativar a função soneca do alarme repetidas vezes pode gerar uma confusão química no seu organismo. Quando você faz isso, pode estar constantemente interrompendo o seu sono REM, período mais restaurador e que se concentra na segunda metade da noite. Pode parecer que ficar apenas mais alguns minutos de olhos fechados vai deixá-lo mais descansado, mas é exatamente o contrário. Você ainda pode estender aquela moleza que temos assim que despertamos. Então, se você é daqueles que apertam o botão soneca diversas vezes antes de se levantar, conclua que você não está dormindo o bastante e que pode estar apenas aumentando o seu tempo de inércia do sono, impedindo que a regularidade, tão importante para o seu ciclo de sono-vigília, seja estabelecida adequadamente.

As estratégias para promoção de um sono de maior qualidade envolvem também o uso de despertadores que promovem luz artificial progressivamente maior, simulando o amanhecer e suavizando a forma como despertamos. Ao contrário de despertadores tradicionais, que provocam o despertar súbito, alguns alarmes ajudam o despertar nas fases mais superficiais do sono, evitando sustos e não interrompendo um profundo.

SUPERSONO

Outra estratégia tecnológica é a iluminação circadiana, que faz parte da bioarquitetura, uma vertente da arquitetura que traz o bem-estar da iluminação da natureza, conectada ao conforto e à funcionalidade, totalmente relacionada com os processos naturais circadianos. Ela coloca as necessidades fisiológicas do homem como foco central no âmbito da iluminação, e sua tecnologia simula o curso diário do sol. A luminosidade da lâmpada se altera com o passar da noite e acorda a pessoa como se o sol estivesse dentro do quarto. Incrível, não é?

Acorde com um copo de água, aquele café da manhã de filme e tenha consistência no horário das refeições

Comece o seu dia bebendo água. As pessoas podem perder até um litro de líquido durante a noite, dependendo dos níveis de umidade e da qualidade da respiração. Tal perda imperceptível causa certa desidratação, que, por sua vez, pode gerar a sensação de letargia física e mental. Beber água ao acordar é muito importante para ter uma manhã melhor. Em seguida, faça um bom desjejum, principalmente se você é um matutino.

O período da manhã é quando seu corpo retoma o modo diurno, mas ainda não atingiu seu pleno ritmo. Dê a seu sistema digestivo alimentos suaves, ou seja, um café da manhã leve e rico em nutrientes. Vitaminas batidas no liquidificador são uma ótima forma de nutrição máxima sem exigir demais da digestão. O que importa é que sua maior refeição seja ao meio-dia, porque seu sistema digestivo está preparado para receber a maior parte de seu combustível no meio do dia, entre 10 e 14 horas.

A ingestão de alimentos é um elemento crucial do ciclo diário do corpo. Refeições irregulares ou refeições omitidas podem influenciar negativamente a capacidade de manter os horários de dormir e acordar, especialmente se as refeições forem feitas muito perto da hora de dormir. A maioria dos norte-americanos diz que normalmente toma café da manhã, almoça e janta nos mesmos horários, todos os dias (ou habitualmente pula uma dessas refeições) – 70% ou mais

AS *SLEEP SKILLS* PÓS-SONO

pulam almoço ou jantar e 81% pulam o café da manhã. Mas 59% dizem que fazem todas as refeições, sempre no mesmo horário. Um atraso de cinco horas nos horários das refeições altera a relação de fase dos ritmos circadianos humanos. Aqueles com horários de refeições consistentes também tinham 14% mais chances de relatar níveis mais baixos de estresse – o que é amplamente conhecido por ter um efeito positivo no sono e na saúde.[11]

Assim como, de repente, acender uma luz brilhante em uma sala escura pode alertá-lo e até assustá-lo, jantar tarde da noite diz ao seu corpo que você está no modo acordado. Isso torna mais difícil para o seu corpo entrar no modo de dormir. Um sono mais saudável está enraizado em uma rotina saudável – e isso certamente inclui o que e quando você come. Comer suas refeições em horário consistente a cada dia é uma maneira inteligente e simples de seguir seu caminho para o sono dos seus sonhos.

Alimente seu organismo sempre nos mesmos horários, permita que suas células se deliciem com um brunch ou um bom almoço, com alimentos vivos, que forneçam a maior parte da nutrição do seu dia. Isso aliviará bastante a necessidade de comer à noite ao chegar em casa, quando a chama digestiva começa e precisa diminuir. Redefina seu jantar. Fazer uma grande refeição à noite não deve ser a regra. De novo, **a regra oito, quatro, três, dois, um, zero** do pré-sono. Não use estimulantes até oito horas antes do seu horário de dormir, não faça exercícios físicos e atividades muito intensas até quatro horas antes de se deitar, alimente-se até no máximo três horas antes de ir para a cama, desconecte-se de qualquer preocupação ou trabalho duas horas antes de se preparar para dormir e, na última hora, já esteja em ambiente pouco iluminado. Zero vezes aperte o botão soneca, não adie seu despertar.

Expanda suas conexões sociais: o ser humano não evoluiu para ficar sozinho

A sociabilidade desempenha papel fundamental no bem-estar da nossa espécie, satisfação com a vida e felicidade. Indivíduos que

SUPERSONO

se sentem socialmente isolados e sozinhos apresentam mais propensão ao alcoolismo, a doenças cardiovasculares, a doenças físicas relacionadas ao estresse e a pior imunidade, além de doenças neurodegenerativas, como as demências. O isolamento social prejudica a qualidade e a eficiência do sono. O sofrimento e a solidão estão associados a uma pior qualidade do sono, ao passo que a socialização está associada a melhor qualidade de sono.

Converse com alguém, além de você mesmo. Um pouco de conversa pode acordar seu cérebro e prepará-lo para o dia seguinte. Depois do despertar, a fase de consciência introduz as funções cognitivas e um controle maior sobre aquilo que aprendemos, como a capacidade de autorreflexão, maior consciência das atitudes e pensamentos, além da capacidade do pensamento abstrato, de pensar em diferentes cenários e possibilidades entre os quais, logicamente, se encontra a realidade concreta, para prever e planejar o futuro, para pensar simbolicamente e tirar conclusões.

Mas, sabidamente, estabilidade e regularidade somente serão rotina se você tiver um dia bom seguido de uma noite com descanso efetivo. A questão é que a sua noite é resultado do que você faz de dia. E isso depende inclusive dos seus pensamentos, particularmente os negativos e o que você faz com eles.

Viver a vida sem uma voz interna que ocasionalmente nos incomoda seria como navegar sem destino, contando apenas com o vento favorável. Se não tivéssemos essa importante consciência autorreflexiva, teríamos dificuldades em aprender, assimilar mudanças e melhorar. E existe um motivo para sentir esse incômodo. Ele nos alerta sobre o perigo, estimulando-nos a agir. Esse processo nos proporciona uma enorme vantagem de sobrevivência. Muitos profissionais de saúde mental, filósofos e espiritualistas reforçam que para lidar com o sofrimento é preciso aprender a viver o momento presente, mas nossa espécie não evoluiu para funcionar dessa forma o tempo todo. Ao contrário, a nossa mente foi programada evolutivamente para viver no futuro ou passado, porque a sobrevivência humana depende muito de aprendizado e planejamento, e nosso mundo interno pulsa com sentimentos, pensamentos, memórias e imaginações regidos pela voz interna. É um erro, no entanto,

AS *SLEEP SKILLS* PÓS-SONO

avaliar nossa voz interna só quando ela está junto da gente, apoiando as nossas emoções. Mesmo quando as conversas que temos conosco tornam-se negativas, isso não é ruim. Por mais que possa incomodar, sentir angústia, ansiedade, medo ou raiva é muito útil em pequenas doses, pois nos mobiliza a reagir e mudar o tempo presente. Ou seja, muitas vezes a voz interna é valiosa. Essa incapacidade de escapar totalmente da nossa mente é o principal motor da nossa engenhosidade: são as coisas que construímos, as histórias que contamos e o futuro com o qual sonhamos.

Viva no agora

Não há como aprender sem viver no passado ou planejar sem viver no futuro, mas para viver no presente, é preciso aceitar a falta de controle em relação ao que está por vir e o que aconteceu antes. O único período que você pode, de fato, controlar algumas coisas, bem poucas, é o presente. Além disso, a mente enxerga o tempo como um processo linear e contínuo. Ou seja, qualquer segundo antes do agora já é passado e qualquer segundo depois já é futuro. E assim, viver sempre no passado ou no futuro se tornou a regra, e não a exceção. A vida passou a ser ditada por emoções e pensamentos ligados ao passado ou ao futuro. A mente não consegue viver no único momento em que você vive: o agora. É preponderante se alinhar com o poder do agora.

Refletimos sobre as nossas decisões, controlamos nossas emoções, simulamos alternativas futuras, e traçamos objetivos, "sonhos com cronogramas", como definido por Napoleon Hill, além de relembrarmos o passado e atualizarmos continuamente quem somos, sendo autênticos. A autenticidade é a plena manifestação do eu, ser quem realmente é, sem estar preocupado com o que os outros vão pensar. A autenticidade não tem medo de julgamentos, nem está preocupada com o que já não existe mais. Ser autêntico ajuda você a viver no agora. Experimente.

Viva o agora. Tudo é treinável. Depende de você, das suas conversas internas e do controle do falatório mental que muitas vezes insiste em permanecer conosco.

SUPERSONO

O problema é que esse processo tem como base seu estado de espírito a cada momento. Se você está triste, preocupado, ansioso ou mais cansado, a mente coleta as informações e projeta tudo considerando esses estados de espírito negativos. Essa é a fonte de quase todos os nossos problemas. Esses pensamentos nos levam a temer um futuro desfavorável, que ainda nem aconteceu e provavelmente nem acontecerá, mas você se incomodou com a possibilidade. Muitas vezes vivemos desta forma porque o contato com certos aspectos importantes do nosso cotidiano é doloroso. Evitamos pensamentos, sentimentos e situações que nos deixam tristes, inseguros ou envergonhados porque achamos que não suportaremos aquelas emoções. Prestar atenção em que tipo de pensamentos passam por sua mente no dia a dia, se eles têm relação com o presente, com o passado ou com o futuro, permite que você identifique quando eles fogem da realidade e mantenha o foco para que eles sejam mais fáceis de lidar. Com o tempo, você conseguirá trazê-los de volta ao presente mais rapidamente.

Nossos pensamentos chegam de modo sútil, e podem ganhar força e fazer com que nos preocupemos cada vez mais com o que estamos pensando. Cientistas da Universidade da Pennsylvania (EUA) fizeram um estudo sobre preocupações em um grupo de pessoas que sofriam com essas previsões preocupantes. E qual foi a conclusão? Descobriram que 91,4% dessas preocupações não se tornaram reais. Ou seja, ficamos ansiosos e preocupados apenas por previsões errôneas de nossas mentes. No tratamento baseado em terapia cognitivo-comportamental que o estudo utilizou, também foi detectada uma redução significativa nos sintomas que tais preocupações causavam, como a própria ansiedade generalizada.[12] Um comportamento mental pertinente é não aceitar tudo que nosso cérebro fala para a gente. Ponderar nossas vozes internas nos oferece muito mais condição de viver melhor.

Como dizia Sêneca, na Grécia Antiga: "Sofremos mais na imaginação do que na realidade".

Atenção plena: o *mindfulness*

Somos imaginadores vorazes, com simulações internas que dão suporte à memória, ao planejamento e à tomada de decisões. Assim como os mecanismos neurais, que dão suporte às imagens, se sobrepõem aos que dão suporte à percepção, a realidade e a imaginação.[13] Concentrar-se no agora significa estar em contato com o presente e não estar envolvido com lembranças ou com pensamentos sobre o futuro. Assim, podemos agir rápido e nos projetar como eficientes e produtivos. Em outros casos, permitimo-nos ficar tão emaranhados em nossos pensamentos e sentimentos sobre passado ou futuro, ou em nossas racionalizações sobre a nossa vivência, que perdemos contato com o que está acontecendo agora. A intenção da prática de *mindfulness* seria exatamente trazer a atenção plena para a ação no presente, de maneira intencional e sem julgamento. Treinar a atenção é um tipo de meditação que consiste em permanecer atento ao que se está fazendo, pensando e sentindo no momento presente.

VOCÊ PODE EXPERIMENTAR UMA MEDITAÇÃO GUIADA POR MIM AGORA MESMO, VAMOS LÁ? APONTE A CÂMERA DO SEU CELULAR PARA O QR CODE.

Muitos de nós tentamos evitar a experiência, dirigindo nosso comportamento para não sentir algo que nos é desagradável, fugindo de uma emoção, como quando evitamos ter uma conversa sincera com alguém, ou quando usamos a comida ou o álcool para aliviar a ansiedade. Isso impede que direcionemos nosso comportamento para aquilo que é importante para nós, nossos valores. Mesmo com a prática da atenção plena, podemos nos pegar pensando no passado ou no futuro ocasionalmente, e dizer a nós mesmos que viveremos o presente, dia após dia. Desejamos ter o controle e não teremos isso. As possibilidades de concretização de nossos pensamentos trágicos tendem a ser muito baixas, visto que na maioria das vezes são motivadas pela ansiedade e estão distantes da realidade.

Outra questão é quando aquilo que pensamos passa a ser algo real, verdadeiro. Quando os sinais virtuais ou imaginários aparecem em nossos pensamentos, que são suficientemente fortes, eles se

SUPERSONO

tornam subjetivamente indistinguíveis da realidade. O que acontece é que os pensamentos, as representações mentais, são frases, efeitos da linguagem e discursos sobre nós, sobre o mundo e o futuro, mas não são a verdade.[14] Quando nos fundimos aos nossos pensamentos, começamos a achar que eles são reais, e nos comportamos como se fossem, o que reforça a inflexibilidade que precisa ser ajustada, através do *mindfulness*, da terapia cognitivo-comportamental ou da *desfusão cognitiva*. Ela é pensada como a redução do significado literal de experiências internas de modo que os pensamentos são experimentados apenas como pensamentos, os sentimentos apenas como sentimentos, e as sensações corporais como sensações corporais, tudo no seu devido lugar. A forma como os indivíduos percebem e processam a realidade influenciará a maneira como se sentem e se comportam. A abordagem clínica que auxilia muito nesse processo, denominada terapia de aceitação e compromisso (ACT), apresenta como conceito principal a flexibilidade psicológica, definida como a capacidade de entrar em contato com o momento presente e as experiências internas e, de acordo com o contexto, persistir ou alterar a busca de objetivos e valores pessoais. O objetivo principal da ACT é aumentar a flexibilidade psicológica e, para atingi-lo, faz uso de seis processos psicológicos de mudança: aceitação, desfusão cognitiva, estar presente, eu como contexto, valores e ações de comprometimento.

A solução envolve abraçar completamente o momento presente, entender que tudo o que você passou, incluindo os acontecimentos ruins, o ajudaram a se tornar o que você é hoje e você não precisa gostar deles, mas aceitar que compuseram a sua vida e que o que precisa ser feito é viver o único momento em que você pode viver: o agora.

Ritualize-se

Uma grande lição é acreditar em rituais. Os rituais não são costumes mais prosaicos que preenchem a nossa vida, eles são hábitos estabelecidos, rotinas diárias que moldam o nosso comportamento, em sequência rígida normalmente executada na mesma ordem.

AS *SLEEP SKILLS* PÓS-SONO

Não é um hábito ou costume, em que a sequência de etapas dos comportamentos pode ser mais livre ou mudar com frequência.

Quando acordo pela manhã, pego o meu celular para checar a hora e as mensagens, escovo os dentes e parto para minha atividade física, em jejum. Minha nutricionista pede que eu não treine em jejum, mas quase sempre isso acontece. Tomo banho de sol, mas não o frio. Faço isso depois do treino. Em outros dias, o desjejum vem primeiro. Não repito a sequência sempre na mesma ordem e reconheço que isso pode ter um efeito significativo sobre mim.

Agora vamos comparar o que eu faço todas as manhãs com o que Gustavo Borges, medalhista olímpico brasileiro, que me honra muito tê-lo como prefaciador deste livro, traz em rotina desde os tempos em que era atleta de natação, com comportamentos estabelecidos em etapas específicas que compunham seus rituais e que muitas vezes não tinham conexão aparente com o objetivo mais amplo que visava realizar.

Ele me contou certa vez que seu desempenho em uma noite ruim de sono, em julho de 1992, o fez ficar em oitavo lugar nos 200 metros de nado livre. Em uma segunda prova, ficou em segundo lugar para a próxima etapa, nos 100 metros livres. Esses rituais personalizados, com foco, correção, repetição, comprometimento, excelência e capricho são até hoje a rotina de uma pessoa de sucesso. Para ele, os rituais têm significado. Como Gustavo mesmo os denomina, são as lições da água: clareza, produtividade, energia, coragem, influência, estratégia, troca de experiências e melhor desempenho, porque tudo isso tem significado. Os rituais têm um propósito subjacente maior, que nos ajudam a ultrapassar nossas preocupações, ampliar nossa perspectiva e nos conectar com o que importa de verdade. Os esforços para realizar as tarefas do ritual deixam pouco espaço para ansiedade e demandas negativas da voz interna e, de certa forma, são realizados pelos esportistas justamente por esses motivos. Os rituais podem nos ajudar a administrar nossa voz interna, principalmente aqueles comportamentos ritualísticos que podemos controlar, aqueles que nos dão uma ilusão de controle. Muitas vezes, tais ritos nos fornecem um senso de ordem e ativam o mecanismo de acreditarmos que aquilo vai nos ajudar, e então nos ajuda. Por isso, estruture e siga o seu ritual.

215

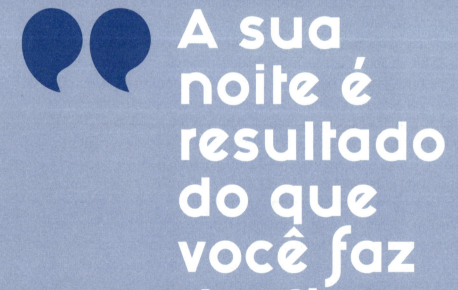

> A sua noite é resultado do que você faz de dia.

AS *SLEEP SKILLS* PÓS-SONO

Seja e esteja feliz

"Felicidade não é uma meta, mas um estado de espírito", como já ouvi Roberto Shinyashiki descrevê-la. As pessoas não acreditam que a felicidade é uma maneira de ser porque estão pensando em satisfação imediata, que depende das circunstâncias, confundindo-a com a alegria, esse sentimento momentâneo de contentamento. A felicidade, esse estado de espírito, pressupõe esforço, é construído por atitudes e possui dois pilares: o significado e a conexão social. Todo elemento da vida afetiva é baseado em nossas relações, nosso encontro com o mundo, com o outro. Felicidade envolve alegria, gratidão e significado. A característica de humor positivo e, especificamente, de níveis de felicidade foi a preditora mais forte do estado de alerta geral entre os indivíduos, de modo que, quanto mais feliz um indivíduo era, mais alto era seu nível basal de estado de alerta. Não são os fatores genéticos que melhor explicam as diferenças nos pontos que fortalecem o alerta entre nós, mas sim o humor positivo, especialmente a percepção da felicidade, a idade e a qualidade de sono percebida de um indivíduo. Duas boas explicações podem justificar essa associação: primeira, o estado psicológico de bom humor é acompanhado por um estado autonômico mais ativo, mais desperto durante a vigília – essa ativação autonômica aumentada pode promover a excitação cognitiva e o estado de alerta; segunda, existe uma associação bidirecional bem estabelecida entre felicidade e serotonina, neurotransmissor que tem papel fundamental na modulação do estado de alerta. O humor positivo mais alto pode, portanto, estar associado a níveis mais altos de serotonina no cérebro e, consequentemente, a maior atividade nas regiões cerebrais que promovem a vigília.[15]

Lembre-se de que, quanto mais ativo durante o dia, com mais presença e contato relacional em seus encontros e atividades de contato e de autocuidado que criam bem-estar, maior pressão do sono vai acontecer e maior a chance de você adormecer, feliz e bem.

SUPERSONO

Mantenha uma rotina regular

Em um mundo líquido, inconstante e veloz, em que as relações são frágeis, fugazes e maleáveis, estamos todos buscando sentido, e os rituais podem realmente nos ajudar. Valorizar ainda mais nossas manhãs, nossa rotina de práticas, que vão muito além do que simplesmente despertar e que devemos praticar todos os dias, é fundamental.

O escritor norte-americano Charles Duhigg, repórter do jornal *The New York Times* e ganhador do Prêmio Pulitzer, pontua como os hábitos podem impactar na obtenção do sucesso – sejam eles pessoais sejam profissionais. Em seu best-seller *O poder do hábito*, afirma que o simples ato de arrumar a cama pode provocar um efeito cascata, fazendo com que outros bons hábitos o acompanhem. Ele insiste que arrumar a cama pela manhã com motivação e entusiasmo é o primeiro incentivo para começar bem o dia. Essa tarefa simples traz a sensação de bem-estar, ajuda a pessoa a desencadear uma centena de outros bons hábitos, criando um ciclo positivo de realização. Fazer um *checklist* das tarefas do dia e começar marcando a primeira tarefa como realizada é fundamental para sua produtividade. Assim, tarefas maiores, como manter uma rotina de atividade física, entra no hábito e gera significados para o seu ritual. O contrário, por exemplo, deixar de arrumar a cama, deixa a pessoa com a sensação de que ela acordou, mas ainda não está preparada para começar o dia.

Uma das melhores sensações que existem é aquela de dever cumprido. Segundo estudo realizado pela National Sleep Foundation, uma instituição norte-americana especializada em estudos do sono, os participantes da pesquisa que arrumam a cama todos os dias possuem 19% mais chance de dormir melhor.

A rotina atual pode se iniciar de um jeito mais atrapalhado, sem ritmo, mas nada que a aplicação de uma agenda de alto desempenho não resolva, e não falo de hiperatividade e alerta pleno o tempo todo. Falo da entrega plena quando focado naquilo, com uma coisa de cada vez, com prazer e sem sofrimento, na busca do meu melhor para mim e para o outro. Nosso tempo é sempre ajustado obedecendo às nossas prioridades e o sono precisa ser sua prioridade número um.

AS *SLEEP SKILLS* PÓS-SONO

Esse é o início para quem quer resultado. Sono não é tudo, é somente o que importa.

Não permitir que as suas responsabilidades ditem seu horário de dormir, nem se esquecer de que você tem um trabalho diário, é fundamental. Sua rotina deve ser ajustada para isso; organizar uma agenda semanal pode promover uma aceleração em todo o processo de ajuste. Não se esqueça, sua noite é o que você faz dela durante o dia.

As marés são o movimento de descida e subida das águas em relação ao litoral. Esse movimento é causado pela atração entre a Lua e a Terra. Em geral, quando a Lua se encontra a cerca de 90 graus de determinada região, temos a maré baixa e, quando ela está diametralmente oposta, temos a maré alta. Permitir que a lua e o sol regulem nosso relógio e ajustem suas dezenas de ritmos circadianos já é um bom começo. O Sol nasce e se põe nos mesmos horários, todos os dias, apesar de esse tempo mudar substancialmente no decorrer das estações. E você?

Então, depois de já ter convencido você de que o dia precisa começar depois que você arruma a sua cama, alguns hábitos revolucionários para uma rotina bem mais saudável podem ser implementados. Siga o ritual.

Reconheça e valorize o silêncio. Pelo ritmo acelerado em que a vida se apresenta, o silêncio é umas das práticas mais importantes porque é o momento para se conectar consigo mesmo. Basta escolher a técnica que você vai utilizar todos os dias: oração, meditação ou uma boa técnica de respiração profunda.

Acrescente a isso uma reflexão, um momento em que utilizará as conversas internas para repetir palavras positivas para começar o dia que está acordando com você. Repetir é treino, e o sucesso também é treinável. Só não esqueça: saúde, família, trabalho, essa é a ordem. Também agrega muito adotar a prática de visualizar momentos positivos. As pessoas de sucesso conseguem visualizar e sentir os seus objetivos sendo cumpridos antes de eles se concretizarem. Caso seja mais difícil adotar esse ritual e se lembrar dele todos os dias, escreva-o em um local por onde você passa todos os dias ao acordar. Colocar palavras no papel, assim como repetir suas conversas

SUPERSONO

ou visualizá-las, também é uma forma de terapia. Aumenta a clareza e é fundamental para relembrar lições e reconhecer seu progresso.

Ser eficaz na estruturação do plano pós-sono, nos horários, na higiene do sono e nos ajustes trarão muitos benefícios a você. A rotina pós-sono nos permite ser mais eficientes no dia a dia. Quando pensamos, estruturamos e executamos, podemos chegar mais preparados e alertas ao trabalho, à escola ou em compromissos sociais, mesmo às 8 horas da manhã, bem despertos e sem estarmos superestimulados por cafeína.

Ao adotar uma rotina pós-sono, podemos nos sentir melhores, mais produtivos e fortalecidos para tomar decisões que sempre preservarão o tempo estabelecido para todas as suas responsabilidades. Estas decisões podem então começar a se integrar a outros aspectos de nossa vida.

Para acordar bem, de maneira saudável, é preciso dormir o suficiente. Dormir faz o nível de serotonina (o neurotransmissor do bem-estar) se elevar. Já o ato de acordar faz surgir outras substâncias, como o cortisol, a adrenalina e a dopamina. Essa é a melhor maneira de enfrentar os golpes do despertador pela manhã.

A recompensa sempre vem no dia seguinte. Não seria maravilhoso se você pudesse magicamente já despertar animado?

O meu desejo no pós-sono é que seus dias sejam incríveis, para que suas noites sejam ainda melhores.

CAPÍTULO 10

BUSQUE AJUDA: QUANDO VOCÊ NÃO CONSEGUE RESOLVER SOZINHO O SEU PROBLEMA

A AVALIAÇÃO OBJETIVA DO SONO HUMANO PELA polissonografia trouxe muitas informações e grande aplicação clínica, desde a forma mais simplificada de diagnóstico, em que o exame pode ser realizado na própria casa do paciente, com aparelhos portáteis, que ajudam mais nos problemas respiratórios do sono, até a expansão dos laboratórios do sono em todo o país, com cada vez mais pessoas se interessando em cuidar, tratar e diagnosticar problemas no sono e tendo cada dia mais possibilidades diferentes de tratamento correto e eficaz.

A polissonografia realizada no laboratório tem capacidade bem maior de diagnóstico dos distúrbios do sono mais comuns e por isso é o exame escolhido para avaliar o sono da maioria das pessoas que procuram cuidado médico.

Digo que alguns problemas do sono precisam passar pelo laboratório para que seja feito o diagnóstico e para que seja avaliada a coexistência dos distúrbios, a graduação e o impacto da gravidade do problema. Depois disso, o tratamento é programado.

É necessário pensar em procurar o laboratório do sono quando seu parceiro diz que você ronca ou quando você acorda sufocado ou engasgado. Mas às vezes esse alerta não ocorre conscientemente e as pistas são a fadiga e a sonolência diurna excessiva que o impedem de participar adequadamente de suas atividades diárias, ou então a ansiedade ou depressão que não melhoram mesmo com o tratamento adequado. É também preciso procurar um médico quando a dor

SUPERSONO

impede que você adormeça ou permaneça dormindo à noite, associada a movimentos frequentes dos membros ou a roncos e apneias, com engasgos e sufocamento, que acentuam a hipersensibilidade à dor ou mesmo quando a insônia persiste apesar da abordagem correta. O automanejo nos problemas com o sono tem um limite claro. Conversar com seu médico especialista em sono pode ajudar muito.

Alguns transtornos ou distúrbios são chamados de intrínsecos do sono, como a insônia, a narcolepsia, os distúrbios respiratórios do sono. É importante também diferenciar as apneias, de causa central (quando não existe esforço respiratório), as obstrutivas (quando existe o esforço respiratório, na ausência de passagem de ar pelo nariz e boca) ou ainda as apneias mistas (quando acontece uma mistura da obstrutiva com a central). A síndrome da apneia do sono e a síndrome da resistência aumentada das vias aéreas superiores serão diagnosticadas corretamente pelo exame do sono. A síndrome dos movimentos periódicos dos membros, com os abalos ritmados das pernas, também chamada de mioclonia noturna, tem seu diagnóstico na polissonografia.

Já os distúrbios extrínsecos do sono são aqueles que se originam de causas externas, de fora do organismo, e a sua remoção leva ao desaparecimento do problema. Entre os mais comuns estão a privação ou síndrome do sono insuficiente; a desordem na higiene do sono; o distúrbio de sono secundário a causas ambientais (como ruídos excessivos ou temperatura ambiente inadequada); e o uso de estimulantes como álcool ou outras substâncias. Na maioria dos distúrbios extrínsecos, o diagnóstico é clínico e a polissonografia só é indicada quando se faz necessário descartar outros problemas associados a eles.

Quanto aos distúrbios circadianos, também comuns, os mais importantes são a mudança de fuso horário; o trabalho em turnos; o padrão irregular do ciclo vigília-sono; a síndrome da fase atrasada do sono; a síndrome do avanço da fase de sono; e o distúrbio do ciclo vigília-sono não de 24 horas. Em sua maioria, o diagnóstico é clínico, sendo indicada a polissonografia apenas quando pensamos em algum problema intrínseco do sono ou mesmo para um diagnóstico diferencial.

224

BUSQUE AJUDA

Nas parassonias como o bruxismo, muitas vezes o diagnóstico é feito por meio do próprio relato do paciente, de pessoas de seu convívio ou do dentista. Um estudo publicado em julho de 2022 no *Journal of Oral Rehabilitation*, realizado no Centro Acadêmico de Odontologia de Amsterdã, encontrou bruxismo do sono grave em 17,5% dos 272 adultos com ronco primário estudados, mesmo quando o ronco não estava associado à apneia do sono.[1] A polissonografia também é importante nesse processo de diagnóstico porque sinaliza os episódios de ranger os dentes na detecção da contração da musculatura do masseter, permitindo identificar também alterações da arquitetura do sono, microdespertares, abalos, roncos e, muitas vezes, a presença de distúrbios respiratórios associados. Essas microexcitações durante o sono causam um descanso não reparador e o médico do sono ou o dentista podem ajudar muito nessa condição tão frequente, muito mais do que apenas usando uma placa de contenção para o ranger de dentes. Ir em busca da causa é sempre a solução mais eficaz. No caso da enurese noturna e das parassonias do sono REM (como na desordem comportamental do sono REM, na paralisia do sono e nos pesadelos), é necessário realizar a polissonografia porque existem os riscos de trauma ou violência; e para que seja feito o diagnóstico diferencial com crises epilépticas; ou quando a pessoa apresenta sonolência diurna excessiva; ou ainda quando não está respondendo ao tratamento e o problema pode estar associado a outros distúrbios neurológicos, médicos ou psiquiátricos.

Sempre que necessário, procure um profissional que tenha RQE como especialista em Medicina do Sono.

Medicamentos nem sempre funcionam quando há maus hábitos

Em meus encontros clínicos com os pacientes, ouço com frequência a seguinte frase: "Doutor, eu queria mesmo era um botão 'liga-desliga'!". E é por esse desejo que muitos pacientes recorrem ao uso de medicamentos – pílulas e mais pílulas para induzir um sono que parece nunca chegar.

225

SUPERSONO

Uma publicação na revista *TIME* de alguns anos atrás destacou a função primordial do sono em nossas vidas. Nela, foi exemplificado como a adoção de novos hábitos e comportamentos pode melhorar muito o padrão de sono, sem necessariamente exigir a ingestão de um monte de pílulas, que muitas vezes não resolvem o problema e ainda podem piorar a qualidade de vida. Assim aconteceu com uma paciente que esteve comigo na clínica, quando surgiram os primeiros sinais da menopausa, aos 52 anos, e que contava ter insônia desde os seus 13 anos, com uso de diversas medicações para indução e manutenção do sono, que julgava não ser reparador. Seu tratamento sempre foi baseado em remédios, mas apenas em sua última avaliação é que foi reforçado seu diagnóstico de transtorno misto ansioso depressivo e recomendada uma abordagem com a psicologia, mas sem nada específico para questões comportamentais. A paciente tinha, em média, uma a duas horas de sono contínuo por noite e a falta de sono só piorava as coisas. Durante algumas semanas, estruturamos seus novos hábitos de sono. Ela só ficava na cama quando estava pronta para dormir, parou de assistir à TV na cama, parou de tomar café à noite, aprendeu a deixar seu quarto na temperatura ideal para atenuar os calores que sentia, e buscou por exercícios de respiração para relaxar e que a ajudassem a adormecer. Era tudo bastante prático e simples, como ela mesma descreveu em nossa conversa. Fizemos muito mais do que simplesmente "desprescrever" os remédios que ela chegou a usar em altas doses e por longo período da sua vida.

Neste momento que escrevo este livro, ela está em processo de desmame da última medicação. A prática da prescrição de medicamentos sem antes investigar a fundo o quadro do paciente é perigosa porque, entre muitos outros motivos, limita a capacidade do indivíduo de enfrentar de modo autônomo as dores cotidianas. Admitir e dar permissão ao sofrimento não pertence a essa época em que vivemos. Toleramos mal e prontamente afastamos o que e quem nos aproxima do perigo. Nosso próprio cérebro reforça isso.

Tempos atrás atendi um paciente de 34 anos que reclamava de ronco alto e sonolência diurna, com desânimo, noctúria, com idas repetidas ao banheiro, diminuição da libido e impotência sexual iniciados há dois anos. Ele esteve no urologista, que o encaminhou para

BUSQUE AJUDA

cuidar do sono, que parecia não estar adequado. Fez a polissono-grafia no laboratório do sono comigo, que revelou apneia obstrutiva do sono grave, com 46 paradas respiratórias por hora de sono, 37 despertares por hora no eletroencefalograma e saturação mínima de oxigênio de 77%, muito baixa. Seguiu na segunda noite no laboratório do sono com o CPAP, que logo corrigiu os índices, e quatro meses após seu uso regular, já encontrava benefícios em sua vida sexual, com resultados surpreendentes nos outros sintomas de sonolência e desânimo que se arrastavam por todo esse tempo. Ele nunca mais acordou para ir ao banheiro à noite.

Seja nos problemas do sono, em que a causa está explicitamen-te declarada, com uma história clínica típica de um bom livro de medicina, como esta de mais uma pessoa que sofre por apneia do sono, seja nas causas em que a sua dificuldade para dormir envolve inúmeros acontecimentos, processos e pensamentos que ambientam seus dias desde o nascimento ou antes dele, como em uma paciente que experiencia uma insônia há quase dez anos, desde a menopausa, o percurso deve ser o mesmo. Entender o problema, identificar as causas, estabelecer as soluções com seus métodos claros, sempre motivado, é o caminho para celebrar bons resultados.

Uma paciente chegou até mim fazendo uso de uma medicação hipnótica da classe de drogas Z, que não deve ser usada por mais de quatro semanas e que já estava em uso havia quatro anos. Antes, ela usava uma medicação em gotas para dormir que conseguia comprar por conhecer o farmacêutico, mas, depois que perdeu seu contato, trocou a medicação. Relatava insônia de início e de manutenção e sentia um peso maior do sono não reparador em sua vida, desde o falecimento da mãe, há exatos três anos. Segundo ela, não tinha um dia em que não pensava como poderia ter sido diferente a despe-dida que não houve, os abraços e as declarações que também não encontraram tempo para acontecer. A paciente sentia uma angústia que nunca tinha pensado em tratar até conversarmos abertamen-te na clínica. Ela mora sozinha, é divorciada e tem duas filhas. Está há quase seis meses com orientação para não dirigir porque saiu de carro de madrugada e não se lembra disso, pois estava sob efeito da medicação que usava na época. Tinha uma vida sedentária, sem

227

SUPERSONO

rotina estabelecida e sem muitas atividades de lazer. Vinha aumentando a dosagem da medicação que usava por nunca parecer ser o bastante para efetivar seu sono de qualidade e quantidade, e muitas vezes acontecia de dormir e acordar durante a madrugada, sem sono, então tomava mais um comprimido. O ciclo vicioso estava estabelecido. Relatava usar a medicação por se sentir ansiosa por estar sozinha, por isso preferia dormir. Trata-se de um diagnóstico de insônia associado a um transtorno por uso de drogas Z – dependência química (dose maior que a recomendada, progressivamente). Definitivamente essa medicação não vai tratar as condições complexas que ela trazia para o encontro clínico e a paciente apostava tudo na pílula mágica. Pontuamos todas as questões envolvidas, sua rotina e seu estilo de vida, suas expectativas e seus sonhos até a sua prontidão para agir. Ela contemplava sua condição de saúde mental sem reconhecer a necessidade de falar sobre isso, de se manifestar sobre suas dores e as questões que trazia desde o divórcio e a luta que foi cuidar das duas filhas praticamente sozinha. Era muito para se solucionar com um remédio. Mas tudo podia ser muito bem resolvido com uma conversa estruturada e embasada em um tratamento que poderia modificar seu olhar para a vida, para os fatos passados que são história, dando importância para o hoje e o agora, o momento presente. Tudo aquilo era importante, mas alguns pontos eram fundamentais para a resolução das questões que ela acreditava que apareciam à noite, mas que entendemos que estavam presentes durante todo o dia, nas lembranças e nos pensamentos construídos no cotidiano de sua vida. O dia moldava sua noite. A noite moldava seu dia. Estive com ela novamente há pouco tempo. Em nosso segundo encontro, conversei com sua filha também, que a acompanhava, e tratamos dos assuntos comuns juntos e das possibilidades de resolução, entendendo as habilidades e competências que precisaríamos construir. Expliquei as razões e os riscos. Conversei sobre a falta de rotina, a inatividade, o ganho de peso, a alimentação não equilibrada, a solidão, o maior isolamento. Falamos também sobre a não conexão com sua religiosidade, que era forte na infância e que se perdeu por causa da vida de muito trabalho, ressaltando a importância de reforçar seus hábitos e crenças.

228

BUSQUE AJUDA

Entendi a necessidade de a paciente realizar alguns exames gerais, solicitei a polissonografia por ela apresentar queixas de sono agitado, um ressonar que não chegava a incomodar a filha, e por seu relato de que, em algumas noites, sentia um nervoso nas pernas, um desconforto que aliviava quando ela se levantava e caminhava um pouco. Nestes dias, a dificuldade para iniciar o sono era ainda pior. Pensei na possibilidade da síndrome das pernas inquietas e o exame do sono poderia me mostrar movimentos periódicos dos membros. Suspendi imediatamente a medicação de uso contínuo e fiz a conversão total para outra substância em gotas, que torna mais fácil o desmame da droga, assim que resolvermos a situação com o sono.

Pílula mágica não existe, mas a solução pode estar ao seu alcance

Hoje, os medicamentos indutores do sono mais utilizados no Brasil são os benzodiazepínicos (como o clonazepan e alprazolam), que produzem efeitos sedativo, hipnótico, ansiolítico, relaxante muscular e anticonvulsivante. Sob o uso dessas medicações, a qualidade do sono é alterada, o paciente passa a dormir mais tempo, porém o sono é mais superficial, reduzindo o percentual de sono profundo. Nesse estágio, ocorre o descanso e o armazenamento das informações na memória. Nenhum sono com remédio é igual em qualidade a um sono sem indutor farmacológico. A orientação é que esses remédios sejam consumidos com prescrição médica e por tempo limitado. Seus efeitos e atuação sobre o sistema nervoso central estimulam a necessidade de doses cada vez maiores, aumentando a tolerância do organismo ao medicamento, causando maior risco de dependência.

Você também já deve ter ouvido falar sobre a melatonina, hormônio do ritmo biológico, e não do sono, como insistem em chamá-lo. Enquanto medicação para tratamento de transtornos do sono, a substância começou a ser utilizada na década de 1960, mas foi a partir de 1995 que os estudos clínicos demonstraram algum efeito. A melatonina, na verdade, é um hormônio que é produzido

SUPERSONO

naturalmente pelo corpo e pode induzir a sensação de sonolência. Ela pode ajudar a induzir o sono principalmente quando a intenção é regular o ritmo circadiano, como no jet lag, nos voos transcontinentais e na síndrome do atraso das fases de sono. Esta última é aquela em que você se deita às 22 horas porque tem de acordar às 6 horas, mas só consegue pegar no sono bem mais tarde, lá pelas 2 horas da madrugada. Você até dorme bem, só que adormece tarde e acorda tarde. A melatonina também demonstra eficácia no tratamento do transtorno comportamental do sono REM, em que ocorrem pesadelos e atividades motoras anormais durante o sono REM; é usada com os deficientes visuais que não têm o estímulo da luz para sincronizar o horário do sono e não produzem melatonina adequadamente, e nas crianças com transtorno do espectro autista (TEA), quando a melatonina pode melhorar a qualidade do sono. Além disso, como a produção de melatonina pode ser reduzida com a idade, alguns idosos podem ter dificuldade de conciliar o sono no período da noite e, em casos específicos, pode haver indicação para a reposição.

Nesses pacientes, o uso de melatonina já está bem estabelecido, associado a uma percepção de pouco ou nenhum efeito colateral, mas os estudos apresentam baixo nível de evidência sobre seus benefícios, por isso as diretrizes internacionais de tratamento de insônia não a indicam. Nos últimos anos, muita gente começou a tomar uma versão em cápsulas da substância, para tentar dormir melhor. O medicamento só deve ser usado sob orientação médica.[2]

Há também as medicações utilizadas para o sono como algumas ervas e fitoterápicos com fórmulas à base de passiflora, camomila e valeriana, que são vendidas livremente nas farmácias. Esses ativos podem até ajudar, mas também exigem cuidado. Vale lembrar que o fato de ser natural nem sempre é sinônimo de ser seguro. Qualquer substância em excesso pode ser prejudicial, mesmo as substâncias naturais, e algumas são diretamente contraindicadas para algumas pessoas. Cada indivíduo responde de modo diferente a determinado bioativo. São incontáveis as propriedades do chá, mas desde que utilizado sob indicação médica e na dose correta. Não faça uso de chás e infusões sem antes questionar um profissional de saúde da área que tenha especialização em fitoterapia.

BUSQUE AJUDA

É importante ressaltar que ainda há poucos estudos evidenciando as principais plantas medicinais usadas para insônia pela população brasileira. O que pode ocorrer com o uso de medicação que não oferece resultado é o retardo do acesso a tratamentos mais eficazes, como as terapias comportamentais, orientadas principalmente após investigação das causas da insônia.

As opções medicamentosas, naturais ou não, são muitas, mas as abordagens não farmacológicas, como as baseadas na terapia cognitivo-comportamental ainda são consideradas tratamento de primeira linha. Além disso, a facilitação para que a pessoa verbalize e tenha autoconsciência, com práticas terapêuticas entre você e o agente transformador com a intenção de diminuir sofrimentos, interpretar os eventos e acontecimentos da sua vida, isenta você do risco de desenvolver dependência de medicamentos, o que é comum no uso prolongado de substâncias prescritas pelos distúrbios do sono. A higiene do sono, que vem ganhando cada vez mais importância, pode ser uma parte fundamental das terapias cognitivo-comportamentais porque cada dia mais nos confrontamos com o uso de hipnóticos sem orientação médica que podem prejudicar a atenção e aumentar o risco de acidentes, já que a sonolência pode perdurar após o despertar, o que também acontece com substâncias inofensivas por terem a desculpa de serem naturais e, portanto, usadas de modo mais displicente, como a melatonina.

O maior problema em relação à insônia não é o remédio e sim o entendimento de que o tratamento mais eficaz é com abordagens não farmacológicas. A maioria dos problemas de sono é causada por maus hábitos atrelados a um estilo de vida inadequado e pode simplesmente requerer uma mudança desses comportamentos. Em muitos casos, um simples ajuste – boa alimentação, atividade física, exposição à luz pela manhã e preparo para o sono que começa ao acordar, pode resolver. Outros problemas envolvem fatores complicadores, como trabalho por turnos, doenças coexistentes ou abuso de substâncias, mas sempre existem chances de o sono de amanhã ser melhor do que o de hoje.

No caso daquela última paciente, ela retornou há alguns dias, envolvida com sua mudança, trouxe sua polissonografia mostrando

SUPERSONO

superficialização do sono, fragmentação com 28 despertares por hora no eletroencefalograma e sem eventos de apneia nem movimentos. Recebi o relatório da psicóloga da minha equipe que a acompanha com o seu diário do sono e já percebemos melhora nas últimas semanas. Estava adaptada em práticas de um estilo de vida muito mais ativo, já fazia caminhada e pilates e as queixas das pernas haviam melhorado. Ainda não tinha se matriculado no curso de ioga. Voltou para a prática religiosa e também assumiu funções em uma pastoral. Ela sempre teve grande desejo por práticas de bem-estar e nunca tinha experimentado se doar pelo outro. Estava com um brilho diferente, uma luz. Quase na mesma intensidade daquela que entendeu que deveria fazer parte da sua rotina de despertar. O banho de luz foi incorporado há meses, desde nosso primeiro encontro. Os esquecimentos frequentes foram cedendo lugar a uma vida mais ativa e cheia de afazeres, ela se comprometeu a buscar o neto mais novo na escola todos os dias. Vida cheia de significados ressurgindo. Ainda estamos no processo, falo habitualmente com ela sobre a relação terapêutica que ela tem comigo e com a psicóloga que nos auxilia no processo cognitivo-comportamental de mudança. Para ter uma boa noite de sono, é necessário estar motivado, desejar isso, e entender que muitas vezes o trabalho é diário, contínuo, em equipe e com fé.

CAPÍTULO 11

TER UMA NOITE TRANQUILA É AUTOCUIDADO

VIMOS ATÉ AQUI COMO O SEU DIA IMPACTA A SUA noite. Realizar a higiene do sono e manter uma rotina de hábitos saudáveis é o caminho para dormir melhor e viver melhor.

Agora que você já aprendeu as estratégias fundamentais para ter uma boa noite de sono, chegou a hora de colocar as suas *skills* em prática e, para isso, nada melhor do que registrar todas as suas conquistas e o seu progresso por meio do diário do sono, uma poderosa ferramenta para potencializar seus resultados.

Preencha seu diário do sono

Descreva uma noite de sono, especificando o horário em que você se deita e acorda, o horário em que você faz uso de substâncias estimulantes como café, refrigerantes ou chá, quando você usa alguma medicação ou consome álcool, a sua rotina de exercícios, quando acontece algo que tenha atrapalhado seu sono e as atividades que realiza no leito, como leitura, assistir a programas de televisão, uso de computador. Essa estratégia pode significar o início da sua mudança. Existem vários tipos de diário do sono e podemos acrescentar aspectos quantitativos do nosso sono a ele, como a sua duração, o tempo total na cama, o horário em que nos deitamos e em que acordamos, o número de despertares noturnos e as idas ao banheiro. Também podemos anotar aspectos qualitativos do sono, como o grau de profundidade do sono e o grau de satisfação com a noite de sono. Esse modelo que utilizamos no livro é

SUPERSONO

bastante reconhecido e pode se tornar um instrumento modificador de hábitos e ajudar demais na identificação dos problemas do sono.

Existem inúmeros tipos de diários desenvolvidos por diversos autores, uns mais longos, que detectam mais problemas, mas demoram mais a serem preenchidos, e outros mais curtos, rápidos e nem tão completos. Há ainda aqueles que abrangem aspectos diurnos e outros restritos às noites dormindo. No entanto, todos partem do mesmo princípio: registrar os dias e as noites seguidas de sono, com as suas particularidades, sua rotina com seus ladrões do sono e o que você pode estar fazendo de errado sem perceber; mesmo sendo uma autoanálise, já pode instrumentalizar você para a tomada de decisão. Agora experimente fazer isso sequencialmente por algumas semanas.

O diário do sono pode mostrar que você realmente dorme mal ou revelar que a duração do seu sono é suficiente. O uso regular do diário reforça a importância de ter clareza não apenas de uma só noite, mas de várias noites. Tomar o controle de todas as suas noites de sono pode resolver a sua crença de que você dorme mal, já que você acordou apenas uma vez e por apenas vinte minutos, ou o contrário. O diário do sono vai revelar a você o que realmente tem acontecido, sem o viés da sua mente. Só isso já ajuda muito. Se você dorme acompanhado, também é interessante saber sobre os seus hábitos e o que é observado durante a noite, enquanto você dorme.

Exemplo de diário do sono que uso em minha prática clínica e que você pode preencher.

DIÁRIO DE SONO: PERÍODO SEMANAL

Data de início: _____
Data final: _____

Instruções: esse diário de sono foi construído para fornecer um registro de sua experiência de sono e o possível uso de medicamentos ou substâncias que você acha que o ajudam a dormir. Como você verá, informações de sete noites (uma semana) poderão ser registradas neste formulário. Por favor, complete a coluna do diário a cada manhã, assim que se levantar. Não tenha pressa ao preenchê-lo e tente ser o mais preciso que puder. A sua estimativa é importante e é o que procuramos com esse diário, mas tente não adquirir o hábito de passar a noite vigiando o relógio.

Lembre-se: é importante que o diário do sono seja preenchido logo após você se levantar, a fim de preservar de modo mais fidedigno a sua impressão.

236

TER UMA NOITE TRANQUILA É AUTOCUIDADO

MEDINDO O PADRÃO DE SEU SONO

ESPECIFIQUE AS DATAS DE CADA DIA	DIA 1	DIA 2	DIA 3	DIA 4	DIA 5	DIA 6	DIA 7
0. A QUE HORAS VOCÊ ACORDOU NESTA MANHÃ?							
1. A QUE HORAS SE LEVANTOU DA CAMA NESTA MANHÃ?							
2. A QUE HORAS FOI PARA A CAMA NA NOITE PASSADA?							
3. QUANTO TEMPO DEMOROU A CAIR NO SONO (MINUTOS)?							
4. QUANTAS VEZES VOCÊ DESPERTOU AO LONGO DA NOITE?							
5. ESPECIFIQUE QUANTO TEMPO DUROU CADA DESPERTAR (MINUTOS).							
6. AO TODO, QUANTO TEMPO VOCÊ ACHA QUE DORMIU (HORAS/MINUTOS)?							
7. QUANTO DE ÁLCOOL VOCÊ INGERIU NA NOITE PASSADA?							
8. QUANTOS COMPRIMIDOS VOCÊ TOMOU PARA AJUDÁ-LO A DORMIR?							

SUPERSONO

MEDINDO A QUALIDADE DE SEU SONO

	DIA 1	DIA 2	DIA 3	DIA 4	DIA 5	DIA 6	DIA 7
1. QUANTO VOCÊ SE SENTE BEM NESTA MANHÃ? 0 1 2 3 4 5 6 7 8 9 10 NADA MODERADAMENTE MUITO							
2. QUANTO VOCÊ APROVEITOU DE SEU SONO NA NOITE PASSADA? 0 1 2 3 4 5 6 7 8 9 10 NADA MODERADAMENTE MUITO							

CAPÍTULO 12

QUEM DORME BEM SONHA MAIS

O DESAFIO DE DORMIR BEM NO MUNDO DE HOJE

não é nada parecido em suas circunstâncias se comparado ao tempo do homem primitivo, em que o ser humano habitava as cavernas. Imagino que os maiores problemas naquela época eram a busca pela comida do dia e o estresse de nos sentirmos como presas suculentas em busca de proteção em um mundo em que predominava a força dos gigantes e ferozes animais. Naquela época, a observação cronológica era pela sombra do próprio homem e isso ditava o ritmo do sono. A luz não era uma preocupação, o tempo talvez, mas os indivíduos não tinham contas a pagar nem o excesso de informações desse mundo globalizado e conectado, tinham apenas o magnânimo brilho do Sol. Ele era o regente junto à Lua.

Já na Grécia Antiga, as cidades eram munidas de um local público chamado "kemitério", do grego *kouméterion*, de *kaimâo*, que significa "eu durmo", onde os cidadãos que se consideravam sem energia vital e sem motivação podiam dormir o tempo que fosse necessário até que recuperassem o entusiasmo. Em grego, a palavra entusiasmo vem de *en-theos-asmos*, que significa "viver com alegria divina". Eles associavam, portanto, a saúde com a paixão de viver. Aqueles que tivessem perdido essa energia vital eram considerados doentes e iam aos kemitérios na busca da cura, que vem do grego *kemis*: adormecer profundamente. Nesse tratamento, dormiam o tempo necessário para resgatar seu entusiasmo para o renascimento. Os romanos, mais para frente, pensaram que os kemitérios eram

SUPERSONO

locais para guardar os mortos, tamanha apatia daqueles que lá estavam em tratamento, e até hoje parece ser assim. Esse processo de resgate era muito interessante, acreditavam que aqueles que viviam em desacordo com suas habilidades e paixões adoeciam. Viver de acordo com seus talentos era algo fundamental para a saúde do homem helênico.

Panécio de Rodes, Posidônio de Apameia e Cícero, os principais filósofos da segunda fase do Estoicismo, que teve sua segunda fase também nesse período Helenístico romano, trazem uma filosofia que prepara para a ação e ensina como viver uma boa vida, a partir de ações práticas e mentais como manter o foco nas coisas que podem ser controladas, com coragem, sabedoria e autocontrole. Os princípios estoicos podem se encaixar perfeitamente na motivação que você precisa para começar agora a ter um sono muito melhor.

- Viva de acordo com a natureza, conecte-se com o Sol e a Lua.
- Concentre-se no que você pode controlar, aceite o que não pode.
- Viva pela virtude.
- Separe o que é bom, ruim e indiferente.
- Aja. Não somente acumule conhecimentos. Ações têm mais valor do que palavras.
- Mantenha o autocontrole, para regressar rapidamente a um nível mais estável de felicidade, apesar da ocorrência de acontecimentos positivos ou negativos, pois com uma mente calma, focada no que pode ser feito, é possível atravessar qualquer circunstância.

Isso ajuda a lidar com o estresse, a ansiedade, a insegurança, a indisposição, os sentimentos e as sensações de negatividade. Até porque existe uma razão universal divina que regula tudo o que existe. Acredite.

Seja na Grécia helênica ou atualmente, a verdade é que, quando fazemos aquilo de que gostamos dentro de um modelo saudável de produtividade, vivemos com muito mais alegria e entusiasmo.

242

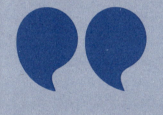

Concentre-se no que você pode controlar, aceite o que não pode.

Por isso, hoje, mais do que nunca, o sono merece toda a atenção. Luzes artificiais, um relógio social que nem sempre se encaixa ao biológico e o excesso de estímulos que experimentamos fazem com que o sono, tão caro a nós, vá, aos poucos, ocupando um lugar de destaque – e você deve ter percebido isso nas inúmeras histórias e pesquisas que apresentei aqui. Felizmente, enquanto médico e professor, pude acompanhar a criação dessa nova área, que hoje é a Medicina do Sono, e participar de sua valorização e desenvolvimento. Durante a minha coordenação do setor de Distúrbios do Sono da Sociedade Brasileira de Pneumologia e Tisiologia (SBPT), em 2013 e 2014, participei da criação da área de atuação em Medicina do Sono para as especialidades médicas correlatas que mais atendem pessoas com problemas de sono, a Pneumologia, a Psiquiatria, a Neurologia e a Otorrinolaringologia. Em seguida foram adicionadas a Pediatria, a Clínica Médica e a Cardiologia. Um esforço conjunto de várias sociedades médicas para a promoção de um assunto que ainda está no processo de valorização.

Mudar é uma escolha que pode ser feita por você hoje

Com tanta informação e ferramentas à sua disposição para melhorar a qualidade do seu sono, tenho certeza de que você fará excelentes escolhas. Afinal, já imaginou a diferença que a conquista de um sono reparador vai promover em sua vida? Quanto de incremento você terá em sua produtividade no trabalho? E na relação com suas companhias de vida? Ou como as relações entre você e seus filhos podem melhorar? Um bom sono permite que você sonhe mais e esteja mais apto para realizá-los. Entender o próprio sono, ajustar comportamentos, adequar o ambiente e ter um ritual promovem não só um maravilhoso sono reparador, mas uma vida transformada.

A cada dia, tenho tentado ser melhor e gerir meu tempo de modo que minha vida seja cada vez mais sensacional e esse é o meu desejo para você também. Embora a vida seja uma só, sempre é tempo de recomeçar. Ao tomar a decisão por um objetivo ou meta,

QUEM DORME BEM SONHA MAIS

você está assumindo um compromisso consigo mesmo e isso não cai do céu.

Já está consagrado pela natureza humana ter dificuldades para alcançar o que se quer. Hábitos são comportamentos estáveis e difíceis de romper e este livro é também para isso. Mas é possível aprender um hábito e, após repeti-lo várias vezes, ele se tornar automático. Não saber aonde se deseja chegar, sentir medo de definir metas e de fracassar são os principais bloqueios de quem tenta estabelecer objetivos ou adotar um novo hábito. Isso porque definir um objetivo ou meta e incorporar um novo comportamento à rotina significa, muitas vezes, rejeitar outros, e a incerteza de escolher errado faz você ficar no mesmo lugar. É cômodo. Nos hábitos de saúde, acontece exatamente assim, mas, se não agirmos, só nos restará sonhar.

Aqui, vimos que ajustar a rotina e mudar os hábitos no sono trazem benefícios não somente para o corpo físico, mas também para as relações, para o dia a dia e para a conexão espiritual. Acredite que você pode fazer isso, saiba aonde deseja ir e faça isso a partir de hoje. Vença suas crenças e objeções, supere o medo de fracassar, incorpore este livro em seu comportamento. Mantenha a disciplina e a persistência, e, se preciso, cultive a resiliência. Seja consistente. Sempre que precisar, volte ao capítulo das *sleep skills*, para que cada estratégia seja incorporada como uma competência sua, no capítulo de pré-sono e no de pós-sono, até que todos os novos hábitos estejam enraizados em sua rotina.

> Nesta altura do livro, você já deve ter feito algumas reflexões, mas me permita testar sua memória e faça aquele exercício que ensinei na seção do pré-sono: uma pausa para respirar e deixar todo esse conhecimento e sabedoria se apropriarem de seu ser. Para isso, utilize a técnica do 4-7-8. (Se precisar, volte até a página 154.)

Eu não quis apenas transferir conhecimento, mas colocar você para pensar, confrontá-lo, testar e estimular seu movimento, sua ação. Usar as experiências do passado e basear-se nelas, tanto nos erros quanto nos acertos, para viver o presente e planejar o futuro, são os ingredientes básicos de uma vida de plenitude, de crescimento pessoal e profissional e de autorrealização.

O grande objetivo da educação e da informação não é o conhecimento, e sim a ação. Pois, sem isso, o conhecimento de nada serve.

E quando você entende isso, tudo fica muito mais fácil. Como diria Dale Carnegie: "Se inspirarmos as pessoas a perceberem os próprios tesouros ocultos, poderemos fazer bem mais do que mudá-las, poderemos literalmente transformá-las". Mas algumas questões ainda são desafios que enfrentaremos diariamente, sejam queixas que ainda hoje me confrontam sejam pessoas que precisam de respostas, como você que está terminando este livro. A partir de agora, considere o começo de uma nova jornada. Nessas horas, confesso que me lembro do ídolo Ayrton Senna: "No que diz respeito ao empenho, ao compromisso, ao esforço, à dedicação, não existe meio-termo. Ou você faz uma coisa bem-feita ou não faz". E eu me esforço. Posso não conseguir, mas tento, e desejo o mesmo para você.

Boa parte do que aprendi em todos esses anos está aqui. E sabe por que achei tão importante ensinar o que sei e abrir uma parte da minha vida pessoal e da minha história profissional para você? Porque acredito que, se eu consegui, passei pelo burnout, pelo transtorno ansioso depressivo e pela insônia de manutenção, você também consegue. Meu pai, o culpado pelo livro, passou a dormir muito melhor do que naquela época em que dormia no sofá de couro preto da minha vó. Seguiu assim até um pouco antes de 17 de março de 2022, quando decidiu descansar na morada eterna com Deus, nosso Pai.

Com a jornada que trilhamos aqui, incluindo o *SUPERSONO App*, o curso, a mentoria e o *SUPERSONO Cast* (que você pode acessar pelo QR code), você teve acesso às melhores práticas para dormir bem, e agora chegou o momento de agir. Aprender a dormir melhor é possível. Reivindicar esse direito nos conecta a um poderoso elixir de vitalidade e bem-estar, com a sensação de estarmos plenamente acordados durante o dia, com toda a nossa alegria de viver e todo o nosso entusiasmo.

Dormir bem faz toda a diferença, para você e para o mundo.

APONTE A CÂMERA DO SEU CELULAR PARA O QR CODE E ACESSE O *SUPERSONO CAST*.

NOTAS DE FIM

INTRODUÇÃO

1 YOUNG, T. *et al.* The occurrence of sleep-disordered breathing among middle-aged adults. **The New England journal of medicine**, v. 328, n. 17, p. 1230–1235, 1993.

2 EXPECTATIVA de vida do brasileiro sobe de 76,8 para 77 anos. **G1**, 25 nov. 2022. Disponível em: https://g1.globo.com/economia/noticia/2022/11/25/expectativa-de-vida-sobe-de-768-para-77-anos.ghtml. Acesso em: 14 jun. 2023.

3 DRAGER, L. F. *et al.* Sleep quality in the Brazilian general population: a cross-sectional study. **Sleep Epidemiology**, v. 2, p. 100020, 2022. Disponível em: https://doi.org/10.1016/j.sleepe.2022.100020. Acesso em: 14 jun. 2023.

4 TAQUET *et al.* 6-month neurological and psychiatric outcomes in 236 379 survivors of COVID-19: a retrospective cohort study using electronic health records. **The Lancet Psychiatry**, April 6, 2021. Disponível em: https://doi.org/10.1016/S2215-0366(21)00084-5. Acesso em: 14 jun. 2023.

5 NOBEL de Medicina vai para descobridores do gene do 'relógio biológico'. **El País**, 2 out. 2017. Disponível em: https://brasil.elpais.com/brasil/2017/10/02/ciencia/1506930333_130980.html. Acesso em: 30 jun. 2023.

1. DE NOITE, ACORDADO. DE DIA, COM SONO

1 MURAKAMI, H. **Sono**. São Paulo: Alfaguara, 2015.

2 65% dos brasileiros dormem mal, aponta pesquisa Ibope. **Takeda**, 6 jul. 2020. Disponível em: https://www.takeda.com/4ab2ed/globalassets/65-dos-brasileiros-dormem-mal-aponta-pesquisa-ibope.docx. Acesso em: 14 jun. 2023.

3 BECK, F. *et al.* Covid-19 health crisis and lockdown associated with high level of sleep complaints and hypnotic uptake at the population level. **Journal of Sleep Research**, v. 30, n. 1, p. e13119, 2021.

4 CANTERAS, C. Venda de remédios para dormir cresce no país durante pandemia. **R7**, 6 set. 2021. Disponível em: https://noticias.r7.com/saude/venda-de-remedios-para-dormir-cresce-no-pais-durante-pandemia-29062022. Acesso em: 14 jun. 2023.

5 REMÉDIO para dormir: 35% das pessoas usam sem recomendação. 23 abr. 2021. Disponível em: https://summitsaude.estadao.com.br/desafios-no-brasil/remedio-para-dormir-35-das-pessoas-usam-sem-recomendacao/. Acesso em: 14 jun. 2023.

6 ANDERSEN, M. L. *et al.* Prevalence of erectile dysfunction complaints associated with sleep disturbances in Sao Paulo, Brazil: a population-based survey. **Sleep Medicine**, v. 11, n. 10, p. 1019-1024, 2010.

SUPERSONO

7 MAKAREM, N. *et al.* Redefining cardiovascular health to include sleep: prospective associations with cardiovascular disease in the MESA sleep study. **Journal of the American Heart Association**, v. 11, n. 21, 11 nov. 2022. Disponível em: https://doi.org/10.1161/jaha.122.025252. Acesso em: 14 jun. 2023.

8 CHEN, Tuo-Yu; LEE, S.; BUXTON, O. M. Multidimensional sleep health is associated with physical frailty in a national sample of Taiwanese community-dwelling older adults: sex matters. **Sleep health**, v. 8, n. 5, p. 528-535, 2022.

9 YOUNG, T. B. Epidemiology of daytime sleepiness: definitions, symptomatology, and prevalence. **The Journal of Clinical Psychiatry**, v. 65, suppl. 16, 2004.

10 AZARBAZIN, A. *et al.* The hypoxic burden of sleep apnoea predicts cardiovascular disease-related mortality: the osteoporotic fractures in men study and the sleep heart health study. **European Heart Journal**, v. 40, n. 14, p. 1149-1157, 30 out. 2018. Disponível em: https://doi.org/10.1093/eurheartj/ehy624. Acesso em: 14 jun. 2023.

11 SLEEP heart health study. Disponível em: https://sleepdata.org/datasets/shhs. Acesso em: 14 jun. 2023.

12 CORDEIRO, A.; CARVALHO, C. Adaptação portuguesa do questionário checklist of individual strength (CIS20-P): análise das propriedades psicométricas. **Instituto universitário ciências psicológicas, sociais e da vida**, 2012. Disponível em: http://repositorio.ispa.pt/bitstream/10400.12/3781/1/14979.pdf. Acesso em: 10 jul. 2023.

13 MAKAREM, N. *et al.* Redefining cardiovascular health to include sleep: prospective associations with cardiovascular disease in the MESA sleep study. **Journal of the American Heart Association**, v. 11, n. 21, 19 out. 2022. Disponível em: https://doi.org/10.1161/JAHA.122.025252. Acesso em: 14 jun. 2023.

14 HIROTUSY, C. *et al.* Sleep complaints in the Brazilian population: impact of socioeconomic factors. **Sleep Science**, v. 7, n. 3, 2014.

15 FOGLIANO, J. **Se você quiser ver uma baleia**. São Paulo: Pequena Zahar, 2013.

2. SONO NÃO É LUXO, É NECESSIDADE BIOLÓGICA INEGOCIÁVEL

1 PROBLEMAS como sono afetam cerca de 40% da população mundial. **Jornal da PUC-SP**, 4 mar. 2021. Disponível em: https://j.pucsp.br/noticia/problemas-como-sono-afetam-cerca-de-40-da-populacao-mundial. Acesso em: 14 jun. 2023.

2 DRAGER, L. F. *et al.* Sleep quality in the Brazilian general population: a cross-sectional study. **Sleep Epidemiology**, v. 2, n. 100020, p. 1-5, 2022. Disponível em: https://doi.org/10.1016/j.sleepe.2022.100020. Acesso em: 14 jun. 2023.

3 *Ibidem.*

4 PODDER, I.; MONDAL, H.; KROUMPOUZOS, G. Nocturnal pruritus and sleep disturbance associated with dermatologic disorders in adult patients. **International Journal of Women's Dermatology**, v. 7, n. 4, p. 403–410, 2021. Disponível em: https://www.ncbi.nlm.nih.gov/pmc/articles/PMC8484989/. Acesso em: 14 jun. 2023.

3. O SONO DOS SEUS SONHOS É POSSÍVEL

1 CHOWDHURY, S.; DAI, B.; MÉMOLI, F. The importance of forgetting: limiting memory improves recovery of topological characteristics from neural data. **PLoS**

NOTAS DE FIM

one, v. 13, n. 9, p. e0202561, 2018. Disponível em: https://journals.plos.org/plosone/article?id=10.1371/journal.pone.0202561. Acesso em: 14 jun. 2023.

2 *Ibidem.*

4. COLOCANDO OS LADRÕES DO SONO MAIS COMUNS NA PAREDE

1 GUILLEMINAULT, C. *et al.* Children and nocturnal snoring: evaluation of the effects of sleep related respiratory resistive load and daytime functioning. **European Journal of Pediatrics**, v. 139, n. 3, p. 165–171, 1982. Disponível em: https://doi.org/10.1007/BF01377349. Acesso em: 28 jun 2023.

2 CASTRO, L. S. *et al.* Prevalência objetiva de insônia no estudo epidemiológico do sono em São Paulo, Brasil. **Anais de Neurologia**, v. 74, n. 4, p. 537-546, 2013. Disponível em: https://doi.org/10.1002/ana.23945. Acesso em: 14 jun. 2023.

3 RHOADS, S. *et al.* The impact of insomnia and depression on asthma control. ENVIRONMENTAL AND CLINICAL EPIDEMIOLOGY OF AIRWAY DISEASE, ASTHMA, AND COPD, 51. **Anais** [...]. EUA: American Thoracic Society, 2023.

4 35% dos que usam medicamento para insônia fazem sem orientação médica. **Medicina S/A**, 18 mar. 2021. Disponível em: https://medicinasa.com.br/medicamentos-para-insonia/. Acesso em: 14 jun. 2023.

5 ROSENBERG, R. P. *et al.* A 2023 update on managing insomnia in primary care: Insights from an expert consensus group. **The Primary Care Companion to CNS Disorders**, v. 25, n. 1, p. 45169, 1674532830. Disponível em: https://doi.org/10.4088/pcc.22nr03385. Acesso em: 14 jun. 2023.

6 FERRACIOLI-ODA, E. *et al.* "Meta-analysis: melatonin for the treatment of primary sleep disorders." **PloS One**, v. 8, n. 5, p. e1–e10, 2013. Disponível em: https://doi.org/10.1371/journal.pone.0063773. Acesso em: 14 jun. 2023.

7 JET lag. **Sleep education**, ago 2020. Disponível em: https://sleepeducation.org/sleep-disorders/jet-lag/. Acesso em: 10 jul. 2023.

8 LEGER, D. *et al.* Napping and weekend catchup sleep do not fully compensate for high rates of sleep debt and short sleep at a population level (in a representative nationwide sample of 12,637 adults). **Sleep Medicine**, v. 74, p. 278–288, 2020. Disponível em: https://doi.org/10.1016/j.sleep.2020.05.030. Acesso em: 10 jul. 2023.

9 BROUSSARD, J. L.; KLEIN, S. Insufficient sleep and obesity: cause or consequence. **Obesity**, v. 30, n. 10, p. 1914–1916, 2022. Disponível em: https://doi.org/10.1002/oby.23539. Acesso em: 14 jun. 2023.

10 ESTUDO revela que uma em cada duas pessoas não dorme bem e sente o impacto negativo durante o dia. **Laes & Haes**, 18 mar. 2022. Disponível em: http://laes-haes.com.br/noticias/estudo-revela-que-uma-em-cada-duas-pessoas-nao-dorme-bem-e-sente-o-impacto-negativo-durante-o-dia/. Acesso em: 14 jun. 2023.

11 DISTÚRBIOS do cansaço & sinistros de trânsito. **ITTS**, 14 out. 2021. Disponível em: http://transitolivre.org.br/disturbios-do-cansaco-sinistros-de-transito/. Acesso em: 14 jun. 2023.

12 HUDSON, A. N.; VAN DONGEN, H. P. A.; HONN, K. A. Sleep deprivation, vigilant attention, and brain function: a review. **Neuropsychopharmacology**, v. 45, n. 1, p. 21–30, 2020. Disponível em: https://doi.org/10.1038/s41386-019-0432-6. Acesso em: 14 jun. 2023.

SUPERSONO

13 BROUSSARD, J. L.; KLEIN, S. Insufficient sleep and obesity: cause or consequence. **Obesity**, v. 30, n. 10, p. 1914–1916, 2022. Disponível em: https://doi.org/10.1002/oby. 23539. Acesso em: 14 jun. 2023.

14 SPIEGEL *et al.* A meta-analysis of the associations between insufficient sleep duration and antibody response to vaccination. **Current Biology**, v. 33, n. 5, p. 998-1005, 13 mar. 2023. Disponível em: https://doi.org/10.1016/j.cub.2023.02.017. Acesso em: 14 jun. 2023.

15 XUE, P.; MERIKANTO, I.; CHUNG, F. *et al.* Persistent short nighttime sleep duration is associated with a greater post-COVID risk in fully mRNA-vaccinated individuals. **Translational Psychiatry**, v. 13, n. 32, fev. 2023. Disponível em: https://doi.org/10.1038/s41398-023-02334-4. Acesso em: 14 jun. 2023.

16 DORMIR pouco aumenta o risco de câncer de próstata. **Fundação do Câncer**, 11 abr. 2017. Disponível em: https://www.cancer.org.br/blog/dormir-pouco-aumenta-o-risco-de-cancer-de-prostata/. Acesso em: 14 jun. 2023.

17 LATEEF, O. M.; AKINTUBOSUN, M. O. Sleep and reproductive health. **Journal of Circadian Rhythms**, v. 18, n. 1, p. 1, 2020. Disponível em: https://doi.org/10.5334/jcr.190. Acesso em: 14 jun. 2023.

18 THOMAS Edison: afinal foi ele quem inventou a lâmpada? **Mega Curioso**, 13 fev. 2020. Disponível em: https://www.megacurioso.com.br/ciencia/113446-thomas-edison-afinal-foi-ele-mesmo-quem-inventou-a-lampada.htm. Acesso em: 14 jun. 2023.

19 APROXIMADAMENTE 20 milhões de pessoas trabalham no período noturno. **FUNDACENTRO**, 10 abr. 2016. Disponível em: https://www.gov.br/fundacentro/pt-br/comunicacao/noticias/noticias/2016/10/aproximadamente-20-milhoes-de-pessoas-trabalham-no-periodo-noturno. Acesso em: 14 jun. 2023.

20 BERGE, L. A. M. *et al.* Night shift work and risk of aggressive prostate cancer in the Norwegian Offshore Petroleum Workers (NOPW) cohort. **International Journal of Epidemiology**, 2022. Disponível em: https://pubmed.ncbi.nlm.nih.gov/36548214/. Acesso em: 11 jul. 2023.

21 YANG, L. *et al.* Shift work and the risk of cardiometabolic multimorbidity among patients with hypertension: A prospective cohort study of UK Biobank. **Journal of the American Heart Association**, v. 11, n. 17, 2022. Disponível em: https://doi.org/10.1161/JAHA.122.025936. Acesso em: 14 jun. 2023.

22 WANG, N. *et al.* Long-term night shift work is associated with the risk of atrial fibrillation and coronary heart disease. **European Heart Journal**, v. 42, n. 40, p. 4180–4188, 2021. Disponível em: https://doi.org/10.1093/eurheartj/ehab505. Acesso em: 14 jun. 2023.

23 DUNSTER, G.P. *et al.* Daytime light exposure is a strong predictor of seasonal variation in sleep and circadian timing of university students. **Journal of Pineal Research**, v. 74, n. 2, 2023. Disponível em: https://doi.org/10.1111/jpi.12843. Acesso em: 14 jun. 2023.

24 IMPORTANCE of sleep for teenagers. **Weill Cornell Medicine-Qatar**, 18 maio 2021. Disponível em: https://qatar-weill.cornell.edu/institute-for-population-health/community/stay-safe-stay-healthy/issue/importance-of-sleep-for-teenagers. Acesso em: 14 jun. 2023.

NOTAS DE FIM

5. COLOCANDO OS LADRÕES DO SONO MENOS COMUNS NA PAREDE

1 REMEDIOS, A. *et al*. Nightmare frequency and nightmare distress during the COVID-19 pandemic. **Journal of Clinical Sleep Medicine**, v. 19, n. 1, p. 163–169, 2023. Disponível em: https://doi.org/10.5664/jcsm.10290. Acesso em: 14 jun. 2023.

2 MORGENTHALER, T. I. *et al*. Position paper for the treatment of Nightmare Disorder in adults: An American Academy of Sleep Medicine position paper. **Journal of Clinical Sleep Medicine**, v. 14, n. 6, p. 1041–1055, 2018. Disponível em: https://doi.org/10.5664%2Fjcsm.7178. Acesso em: 14 jun. 2023.

3 ARMENTO, M. E. A. **Behavioral activation of religious behaviors:** treating depressed college students with a randomized controlled trial. Tese (Doutorado) – University of Tennessee, EUA, 2011. Disponível em: https://trace.tennessee.edu/utk_graddiss/1052. Acesso em: 14 jun. 2023.

4 VANDERWEELE, T. J.; BALBONI, T .A.; KOH, H. K. Health and Spirituality. **JAMA**, v. 318, n. 6, p. 519, 2017. Disponível em: https://doi.org/10.1001/jama.2017.8136 Acesso em: 14 jun. 2023.

5 *Ibidem.*

6 ZADRA, A.; DESAUTELS, A.; PETIT, D.; MONTPLAISIR, J. Somnambulism: clinical aspects and pathophysiological hypotheses. **The Lancet Neurology**, v. 12, n. 3, p. 285-294, 2013. Disponível em: https://doi.org/10.1016/S1474-4422(12)70322-8. Acesso em: 14 jun. 2023.

7 ZERGMAN, A. S.; CHAUHAN, Z. Somnambulism. **National Library of Medicine**, 2023. Disponível em: https://www.ncbi.nlm.nih.gov/books/NBK559001/. Acesso em: 14 jun. 2023.

8 *Ibidem.*

9 HOWELL, M. *et al*. Management of REM sleep behavior disorder: an American Academy of Sleep Medicine systematic review, meta-analysis, and GRADE assessment. **Journal of Clinical Sleep Medicine**, v. 19, n. 4, p. 769–810, 2023. Disponível em: https://pubmed.ncbi.nlm.nih.gov/36515150/. Acesso em: 11 jul. 2023.

10 LEE, W.-J. *et al*. Isolated rapid eye movement sleep behavior disorder combined with obstructive sleep apnea: response to treatment and its associated factors. **Sleep Medicine**, v. 91, p. 75–83, 2022. Disponível em: https://doi.org/10.1016/j.sleep.2021.11.021. Acesso em: 14 jun. 2023.

11 BACELAR, A.; SOSTER, L. (org.). **Narcolepsia do diagnóstico ao tratamento**. São Caetano do Sul, SP: Difusão Editora, 2021. Disponível em: https://absono.com.br/wp-content/uploads/2021/05/consenso_absono_narcolepsia_31_maio_2021.pdf. Acesso em: 14 jun. 2023.

12 A INCIDÊNCIA da paralisia do sono. **Revista Pesquisa Fapesp**, edição 190, dez. 2011. Disponível em: https://revistapesquisa.fapesp.br/a-incidencia-da-paralisia-do-sono. Acesso em: 14 jun. 2023.

13 TULU, S. N. *et al*. Chronic disease self-care: a concept analysis. **Nursing Forum**, v. 56, n. 3, p. 734–741, 2021.

6. O SONO É SEU MAIOR SUPERPODER: ESTRATÉGIAS PODEROSAS PARA TRANSFORMAR SUA VIDA

1 HILL, V. M. *et al*. Go to bed! A systematic review and meta-analysis of bedtime procrastination correlates and sleep outcomes. **Sleep Medicine Reviews**, v. 66, n. 101697, p. 101697, 2022. Disponível em: https://doi.org/10.1016/j.smrv.2022.101697. Acesso em: 14 jun. 2023.

2 GORGOL, J.; ŁOWICKI P.; STOLARSKI, M. Godless owls, devout larks: religiosity and conscientiousness are associated with morning preference and (partly) explain its effects on life satisfaction. **PLoS ONE**, v. 18, n. 5, p. e0284787, 2023. Disponível em: https://doi.org/10.1371/journal.pone.0284787. Acesso em: 14 jun. 2023.

3 DIETCH, J. R.; DOUGLAS, M.; KIM, K. Implicit and explicit stigma of chronotype in emerging adults. **Behavioral Sleep Medicine**, v. 21, n. 1, p. 33–44, 2023. Disponível em: https://doi.org/10.1080/15402002.2022.2032068. Acesso em: 14 jun. 2023.

4 PACHECO, D.; REHMAN, A. Chronotypes. **Sleep foundation**, 15 jun. 2023. Disponível em: https://www.sleepfoundation.org/how-sleep-works/chronotypes. Acesso em: 10 jul. 2023.

5 SALFI, F. *et al*. The fall of vulnerability to sleep disturbances in evening chronotypes when working from home and its implications for depression. **Scientific Reports**, v. 12, n. 1, p. 12249, 2022. Disponível em: https://doi.org/10.1038/s41598-022-16256-6. Acesso em: 14 jun. 2023.

6 NAGATA, J. M. *et al*. Bedtime screen use behaviors and sleep outcomes: Findings from the Adolescent Brain Cognitive Development (ABCD) Study. **Sleep Health**, 2023. Disponível em: https://doi.org/10.1016/j.sleh.2023.02.005. Acesso em: 14 jun. 2023.

7 AMERICANS can do more during the day to help their sleep at night. **National Sleep Foundation**. Disponível em: https://www.thensf.org/wp-content/uploads/2022/03/NSF-2022-Sleep-in-America-Poll-Report.pdf. Acesso em: 14 jun. 2023.

8 HUANG, B-H. *et al*. The bidirectional association between sleep and physical activity: a 6.9 years longitudinal analysis of 38,601 UK Biobank participants. **Preventive Medicine**, v. 143, n. 106315, p. 106315, 2021. Disponível em: https://pubmed.ncbi.nlm.nih.gov/33171179/. Acesso em: 23 jun. 2023.

9 VALENTE, H. B. *et al*. Is sleep a barrier to physical activity practice? **Journal of Clinical Sleep Medicine**, v. 19, n. 4, p. 851–852, 2023. Disponível em: https://jcsm.aasm.org/doi/10.5664/jcsm.10482. Acesso em: 23 jun. 2023.

10 CAMARGO, E. M.; RODRIGUEZ AÑEZ, C. R. Diretrizes da OMS para atividade física e comportamento sedentário: num piscar de olhos. OMS, 2020. Disponível em: https://apps.who.int/iris/bitstream/handle/10665/337001/9789240014886-por.pdf. Acesso em: 14 jun. 2023.

11 BUMAN M. P.; KING, A. C. Exercise as a treatment to enhance sleep. **American Journal of Lifestyle Medicine**, v. 4, n. 6, p. 500–514, 2010. Disponível em: https://journals.sagepub.com/doi/abs/10.1177/1559827610375532. Acesso em: 14 jun. 2023.

12 MIN, L. *et al*. Effects of high-intensity interval training on sleep: a systematic review and meta-analysis. **International Journal of Environmental Research and Public Health**, v. 18, n. 20, 19 out. 2021. Disponível em: https://pubmed.ncbi.nlm.nih.gov/34682718/. Acesso em: 23 jun. 2023.

13 TAN, X. *et al*. The role of exercise-induced peripheral factors in sleep regulation. **Molecular Metabolism**, v. 42, n. 101096, 2020. Disponível em: https://doi.org/10.1016/j.molmet.2020.101096. Acesso em: 14 jun. 2023.

NOTAS DE FIM

14 STUTZ, J.; EIHOLZER, R.; SPENGLER, C. M. Effects of evening exercise on sleep in healthy participants: a systematic review and meta-analysis. **Sports Medicine**, v. 49, n. 2, p. 269–287, 2019. Disponível em: https://doi.org/10.1007/s40279-018-1015-0. Acesso em: 14 jun. 2023.

15 SMITH, M. G.; CORDOZA, M.; BASNER, M. Environmental noise and effects on sleep: an update to the WHO systematic review and meta-analysis. **Environmental Health Perspectives**, v. 130, n. 7, p. 76001, 2022. Disponível em: https://doi.org/10.1289/ehp10197. Acesso em: 14 jun. 2023.

16 10 STRESS busters. Disponível em: https://www.nhs.uk/mental-health/self-help/guides-tools-and-activities/tips-to-reduce-stress/. Acesso em: 10 jul. 2023.

17 LEGER D. *et al.* Napping and weekend catchup sleep do not fully compensate for high rates of sleep debt and short sleep at a population level (in a representative nationwide sample of 12,637 adults). **Sleep Medicine**, v. 74, p. 278–288, 2020. Disponível em: https://doi.org/10.1016/j.sleep.2020.05.030. Acesso em: 14 jun. 2023.

18 GARDINER, C. *et al.* The effect of caffeine on subsequent sleep: a systematic review and meta-analysis. **Sleep Medicine Reviews**, v. 69, n. 101764, 2023. Disponível em: https://doi.org/10.1016/j.smrv.2023.101764. Acesso em: 14 jun. 2023.

19 CARONE, C. M. M. *et al.* Fatores associados a distúrbio do sono em estudantes universitários. **Cadernos de Saúde Pública**, v. 36, n. 3, 2020. Disponível em: https://doi.org/10.1590/0102-311X00074919. Acesso em: 14 jun. 2023.

20 ARAUJO, M. F. M. *et al.* Health indicators associated with poor sleep quality among university students. **Revista da Escola de Enfermagem da USP**, v. 48, n. 6, p. 1085–1092, 2014. Disponível em: https://doi.org/10.1590/S0080-623420140000700017. Acesso em: 14 jun. 2023.

21 HAGHAYEGH, S.; KHOSHNEVIS, S. *et al.* Before-bedtime passive body heating by warm shower or bath to improve sleep: a systematic review and meta-analysis. **Sleep Medicine Reviews**, v. 46, p. 124-135, ago. 2019. Disponível em: https://doi.org/10.1016/j.smrv.2019.04.008. Acesso em: 14 jun. 2023.

22 MUSIC to improve sleep quality in adults with depression and insomnia. **National Library of Medicine**, 2020 Disponível em: https://beta.clinicaltrials.gov/study/NCT03676491. Acesso em: 14 jun. 2023.

23 FENG, F. *et al.* Can music improve sleep quality in adults with primary insomnia? A systematic review and network meta-analysis. **International Journal of Nursing Studies**, v. 77, p. 189-196, 2018. Disponível em: https://doi.org/10.1016/j.ijnurstu.2017.10.011. Acesso em: 14 jun. 2023.

24 JOLIJ, J.; MEURS, M. Music alters visual perception. **PLoS one**, v. 6, n. 4, p. e18861, 2011. Disponível em: https://doi.org/10.1371/journal.pone.0018861. Acesso em: 14 jun. 2023.

25 WITVLIET, C. V. O.; BLANK, S. L.; GALL, A. J. Compassionate reappraisal and rumination impact forgiveness, emotion, sleep, and prosocial accountability. **Frontiers in Psychology**, v. 13, p. 992768, 2022. Disponível em: https://doi.org/10.3389/fpsyg.2022.992768. Acesso em: 14 jun. 2023.

26 DDANOFF-BURG, S. *et al.* Worth the weight: weighted blanket improves sleep and increases relaxation. **Sleep**, v. 43, n. Supplement_1, p. A460–A460, 2020. Disponível em: https://doi.org/10.1093/sleep/zsaa056.1197. Acesso em: 14 jun. 2023.

27 1 IN 3 ADULTS don't get enough sleep. **CDC**. Disponível em: https://www.cdc.gov/media/releases/2016/p0215-enough-sleep.html. Acesso em: 14 jun. 2023.

SUPERSONO

28 HARDING, E. C.; FRANKS, N. P.; WISDEN, W. Sleep and thermoregulation. **Current Opinion in Physiology**, v. 15, p 7-13, 2020. Disponível em: https://doi.org/10.1016/j.cophys.2019.11.008. Acesso em: 14 jun. 2023.

29 ESTUDO revela que uma em cada duas pessoas não dorme bem e sente o impacto negativo durante o dia. **Laes & Haes**, 18 mar. 2022. Disponível em: http://laes-haes.com.br/noticias/estudo-revela-que-uma-em-cada-duas-pessoas-nao-dorme-bem-e-sente-o-impacto-negativo-durante-o-dia/. Acesso em: 14 jun. 2023.

30 LASTELLA, M. *et al*. Sex and sleep: perceptions of sex as a sleep promoting behavior in the general adult population. **Frontiers in Public Health**, v. 7, p. 33, 2019. Disponível em: https://doi.org/10.3389/fpubh.2019.00033. Acesso em: 14 jun. 2023.

31 KROESE, F. M. *et al*. Bedtime procrastination: introducing a new area of procrastination. **Frontiers in psychology**, v. 5, p. 611, 2014. Disponível em: https://doi.org/10.3389/fpsyg.2014.00611. Acesso em: 4 jul. 2023.

7. A TECNOLOGIA NEM SEMPRE ATRAPALHA: COMO MONITORAR SEU SONO

1 ROBBINS, R. *et al*. A nationally representative survey assessing restorative sleep in US adults. **Frontiers in Sleep**, v.1, 2022. Disponível em: https://doi.org/10.3389/frsle.2022.935228. Acesso em: 14 jun. 2023.

2 DANIELS, A. *et al*. Technology use as a sleep-onset aid: are adolescents using apps to distract themselves from negative thoughts?. **Sleep Advances**, v. 4, n. 1, 2023. Disponível em: https://doi.org/10.1093/sleepadvances/zpac047. Acesso em: 14 jun. 2023.

8. QUANDO O COCHILO É BEM-VINDO

1 MESAS, A. E. *et al*. Is daytime napping an effective strategy to improve sport-related cognitive and physical performance and reduce fatigue? A systematic review and meta-analysis of randomised controlled trials. **British Journal of Sports Medicine**, v. 57, n. 7, p. 417–426, 2023. Disponível em: https://doi.org/10.1136/bjsports-2022-106355. Acesso em: 14 jun. 2023.

2 *Ibidem*.

9. AS *SLEEP SKILLS* PÓS-SONO

1 VALLAT, R. *et al*. How people wake up is associated with previous night's sleep together with physical activity and food intake. **Nature Communications**, v. 13, n. 1, p. 7116, 2022. Disponível em: https://www.nature.com/articles/s41467-022-34503-2. Acesso em: 11 jul. 2023.

2 PILZ, L. K. *et al*. Sleep and light exposure across different levels of urbanization in Brazilian communities. **Scientific Reports**, v. 8, n. 1, p. 1–11, 2018. Disponível em: https://doi.org/10.1038/s41598-018-29494-4. Acesso em: 14 jun. 2023.

3 GRECO, V. *et al*. Wearing an eye mask during overnight sleep improves episodic learning and alertness. **Sleep Advances**, v. 46, n. 3, 2023. Disponível em: https://doi.org/10.1093/sleep/zsac305. Acesso em: 14 jun. 2023.

4 STEVENS, R. G.; ZHU, Y. Electric light, particularly at night, disrupts human circadian rhythmicity: is that a problem? **Philosophic Transactions of the Royal Society**, v. 370,

NOTAS DE FIM

n. 1667, 2015. Disponível em: https://doi.org/10.1098/rstb.2014.0120. Acesso em: 14 jun. 2023.

5 BERGE, L. A. M. *et al.* Night shift work and risk of aggressive prostate cancer in the Norwegian Offshore Petroleum Workers (NOPW) cohort. **International Journal of Epidemiology**, 2022 Disponível em: https://doi.org/10.1093/ije/dyac235. Acesso em: 14 jun. 2023.

6 INCIDÊNCIA de doenças crônicas não transmissíveis aumentará na China. **Xinhua News**, 2 jul. 2017. Disponível em: http://portuguese.xinhuanet.com/2019-02/07/c_137805092.htm. Acesso em: 14 jun. 2023.

7 ZHENG, R. *et al.* Outdoor light at night in relation to glucose homoeostasis and diabetes in Chinese adults: a national and cross-sectional study of 98,658 participants from 162 study sites. **Diabetologia**, v. 66, n. 2, p. 336–345, 2023. Disponível em: https://doi.org/10.1007/s00125-022-05819-x. Acesso em: 14 jun. 2023.

8 BOERE, K. *et al.* Exercising is good for the brain but exercising outside is potentially better. **Scientific Reports**, v. 13, n. 1, p. 1140, 2023. Disponível em: https://doi.org/10.1038/s41598-022-26093-2. Acesso em: 14 jun. 2023.

9 KAPLAN, K. A.; TALAVERA, D. C.; HARVEY, A. G. Rise and shine: a treatment experiment testing a morning routine to decrease subjective sleep inertia in insomnia and bipolar disorder. **Behaviour Research and Therapy**, v. 111, p. 106–112, 2018. Disponível em: https://doi.org/10.1016/j.brat.2018.10.009. Acesso em: 14 jun. 2023.

10 *Ibidem.*

11 WEHRENS, S. M. T. *et al.* Meal timing regulates the human circadian system. **Current Biology**, v. 27, 1768–1775, 2017. Disponível em: https://doi.org/10.1016/j.cub.2017.04.059 . Acesso em: 14 jun. 2023.

12 LAFRENIERE, L. S.; NEWMAN, M. G. Exposing worry's deceit: percentage of untrue worries in generalized anxiety disorder treatment. **Behavior Therapy**, v. 51, n. 3, p. 413-423, 2020. Disponível em: https://doi.org/10.1016/j.beth.2019.07.003. Acesso em: 14 jun. 2023.

13 DIJKSTRA, N.; FLEMING, S. M. Subjective signal strength distinguishes reality from imagination. **Nature Communications**, v. 14, n. 1, p. 1627, 2023. Disponível em: https://doi.org/10.1038/s41467-023-37322-1. Acesso em: 14 jun. 2023.

14 *Ibidem.*

15 VALLAT, R. *et al.* How people wake up is associated with previous night's sleep together with physical activity and food intake. **Nature Communications**, v. 13, n. 1, p. 7116, 2022. Disponível em: https://doi.org/10.1038/s41467-022-34503-2. Acesso em: 14 jun. 2023.

10. BUSQUE AJUDA: QUANDO VOCÊ NÃO CONSEGUE RESOLVER SOZINHO O SEU PROBLEMA

1 HUANG, Z. *et al.* Associations between snoring and dental sleep conditions: a systematic review. **Journal of Oral Rehabilitation**, v. 50, n. 5, p. 416–428, 2023. Disponível em: https://doi.org/10.1111/joor.13422. Acesso em: 14 jun. 2023.

2 ROSENBERG, R. P. *et al.* A 2023 update on managing insomnia in primary care: insights from an expert consensus group. **Primary Care Companion for CNS Disorders**, v. 25, n. 1, 2023. Disponível em: https://doi.org/10.4088/pcc.22nr03385. Acesso em: 14 jun. 2023.

Este livro foi impresso
pela Edições Loyola
em papel pólen bold 70 g/m²
em agosto de 2023.